腰痛・股関節の痛みは「手術なし」で消える！

痛みの真因
「腸腰筋症候群」に
アプローチする
つるた療法の凄い力

湘南スポーツ整体院　院長
鶴田　昇
Tsuruta Noboru

現代書林

はじめに

私はこれまで何冊も本を出版してきました。それは、治療家として「多くの困っている患者さんたちを救いたい」という強い気持ちと使命感があったからです。幸いなことに、私を信頼して、支持し励ましてくれる患者さんは増え続けています。

「本を読んだ。治療をお願いします」と言って来院する人も多くいらっしゃいます。

本書は、以前出版した本のエッセンスをまとめた改訂新版ですが、私の考えや主張は一貫しています。「痛みや不調の真犯人を突きとめ、可能な限り体に負担をかけない治療を施す」ということです。この点については、全くブレはありません。

＊　　＊

これほど多くの人が腰痛、股関節痛、膝痛などに悩んでいて、整形外科もたくさんあるのに、なぜ慢性的な痛みが治らないのでしょうか。私に言わせれば、問題ははっきりしています。それは、整形外科の医師たちが、実は痛みの原因についてピントはずれな考え方をしているからです。しかも、自分たちの治療法を決して改めようとはしないからです。

整形外科の医師たちがわかっていない（あるいはわかっていながら認めようとしない）のは、腰痛などの「本当の原因」だけではありません。治療法も実は「わかっていない」のです。本当の原因にアプローチしない「その場しのぎ」の治療法を施しているだけでは、患者さんはいつまでたっても痛みから解放されず、症状が次第に悪くなるばかりか、ストレスによって「うつ」に追い込まれる人も出てきます。この悪循環を断ち切らなければなりません。

結論から言ってしまえば、私は、一般的な慢性腰痛のほとんどが、「腸腰筋《ちょうようきん》」という腹部の奥にある筋肉（深層筋＝インナーマッスル）の疲労や緊張によって起こっていると考えています。つまり、整形外科が通常問題にするような「骨」や「関節」に痛みの原因を求めないのです。したがって、私の施術法は、腸腰筋などに直接アプローチする方法をとります。

今から20年以上前、私が腰痛などの痛みの真犯人として「腸腰筋」の存在を確信した当時、この筋肉のことを知っている人はほとんどいませんでした。まして、「この目立たない深層筋が痛みの原因になっている」などと考える人は、ほとんどまったくいなかったと言っていいと思います（私は自分の理論を「腸腰筋症候群」と名づけました）。

しかし、現在では「腸腰筋」は一般的にかなり知られるようになってきています。インターネットの世界などでも、多くの情報に接することができるようになってきました。詳しくは本文に譲りますが、「腸腰筋症候群」は、医療界や治療家、スポーツトレーナーの間では、今や無視できない理論になっていると私は認識しています。

腰痛だけではありません。多くのみなさんが悩んでいる「股関節痛」に関しても、実は「腸腰筋」や「閉鎖筋」という筋肉が疲労することによって引き起こされているのです。「股関節痛」についても実に多くの患者さんを診てきましたが、いずれも医師から安易な手術に誘導されていると感じられてなりません。股関節の手術は何の解決にもならないどころか、患者さんは金銭的にも肉体的・精神的にも大きなダメージを受け、手術後のＱＯＬ（生活の質）を逆に低下させてしまいます。ところが、そもそもそれは必要のない手術だったのです。

なお、本書では最後に「ムチ打ち症状」について新たな章を設けました。なかなか治らない症状は、本人も忘れてしまっているような過去のムチ打ち体験が原因（遠因）になっていることが多く、それに対処する特異的な筋肉を発見したからです。

この「ムチ打ち症状」の発見は「腸腰筋症候群」とならび画期的なものと私は思っています。現在はこの「ムチ打ち症状」にアプローチする治療法も模索、実践しているところです。

私は、何も自分の理論が絶対に正しいなどと主張したいのではありません。ただ、何軒も整形外科をハシゴしてきた患者さんをこれまでたくさん救ってきたという自負があります。この事実は重いと考えています。

本書を一読し、腰痛や股関節痛のメカニズムについて再考していただくだけでなく、西洋医学の理論だけが唯一絶対なのか、ということについても考えをめぐらせていただきたいと思っています。

2024年7月

つるた療法普及協会会長　鶴田昇

目次

第1章
「痛み」の真犯人は誰だ！

第2章

腸腰筋の疲労が腰痛の原因です

第3章

股関節手術を受けてはいけない理由は、「股関節痛」など存在しないから

第4章

腰痛・股関節痛・膝痛の真犯人に挑む「つるた療法」の実際

第5章 「ムチ打ち」と胸棘間筋の深い関係

第1章

「痛み」の真犯人は誰だ！

病名をつけられて安心してはいけない！

「痛み」はごく一般的な症状です。どこかに体をぶつければ痛いのが当然ですし、物心つくころから人は「痛み」というものを知っています。

ところが、私たちは痛みの原因というものがわかりません。

自分自身の体が痛いことはまぎれもない事実なのに、もっと突きつめて、なぜ痛いのか、さらに体内のどのポイントが痛むのかと考えていくと、はっきり答えが得られないことが少なくありません。

特に腰、股関節、膝の慢性的な痛みについては、私たちは極めて曖昧に、イメージでしか捉えることができません。「関節が痛んでいる」という、何となくのイメージです。たとえば、腰が痛めば漠然と「ああ、腰痛だ」と思います。脚の付け根が痛ければ「股関節痛」だし、膝が痛ければ「膝関節が痛い」です。

そして、その痛みが日常生活に支障をきたすほど強ければ病院で検査を受け、診断をあおぎ、その診断にしたがった治療を受けることになるわけです。

痛いと言っている本人は痛みの原因がわかりませんが、病院の医師はわかるようです。先端的な医療機器によって精密な検査を行い、最終的に「あなたはここが悪い」「その痛みは、この疾患が原因なんですよ」と教えてくれます。

漠然としかわからなかった痛みに、椎間板ヘルニア、脊柱管狭窄症、変形性股関節症、変形性膝関節症というように病名がつけられます。すると、少し安心するのが患者さんの心理です。

「とにかく自分の痛みの原因がわかった。あとは、医師の言うとおりに治療すれば治っていくのだろう」という気になるのです。薬局で処方された薬をもらい、やれやれ、ということになります。ところが、実際には、それは長い長い病院通いの始まりだった、というケースが極めて多いのです。

腰痛、股関節痛、膝痛はなぜ病院で治らないのか

なぜ整形外科へ行っても、腰痛が治らないのか。股関節痛や膝痛が良くならないのか。「年のせい」ということはないはずです。なぜなら、お年寄りでも痛みのない人は大勢いますし、今や若い人でも、子どもでさえ、慢性的な痛みを抱えていることが珍しくないからです。

病院で痛みが完治しない理由として、二つのことが考えられます。

一つは、痛みを引き起こしている原因、あるいは、そもそもどこが痛みのシグナルを発しているのかということが、患者さんと同じように病院でもわからないのではないか、ということです。

そしてもう一つは、原因は正しく見ていても治療方法が適切ではなかった、もしくは解決のための方法を持っていなかった、ということです。

私は医師ではありませんが、これだけ腰、股関節、膝の痛みが治らない患者さんの多い

病院に通っているけど
治らない…

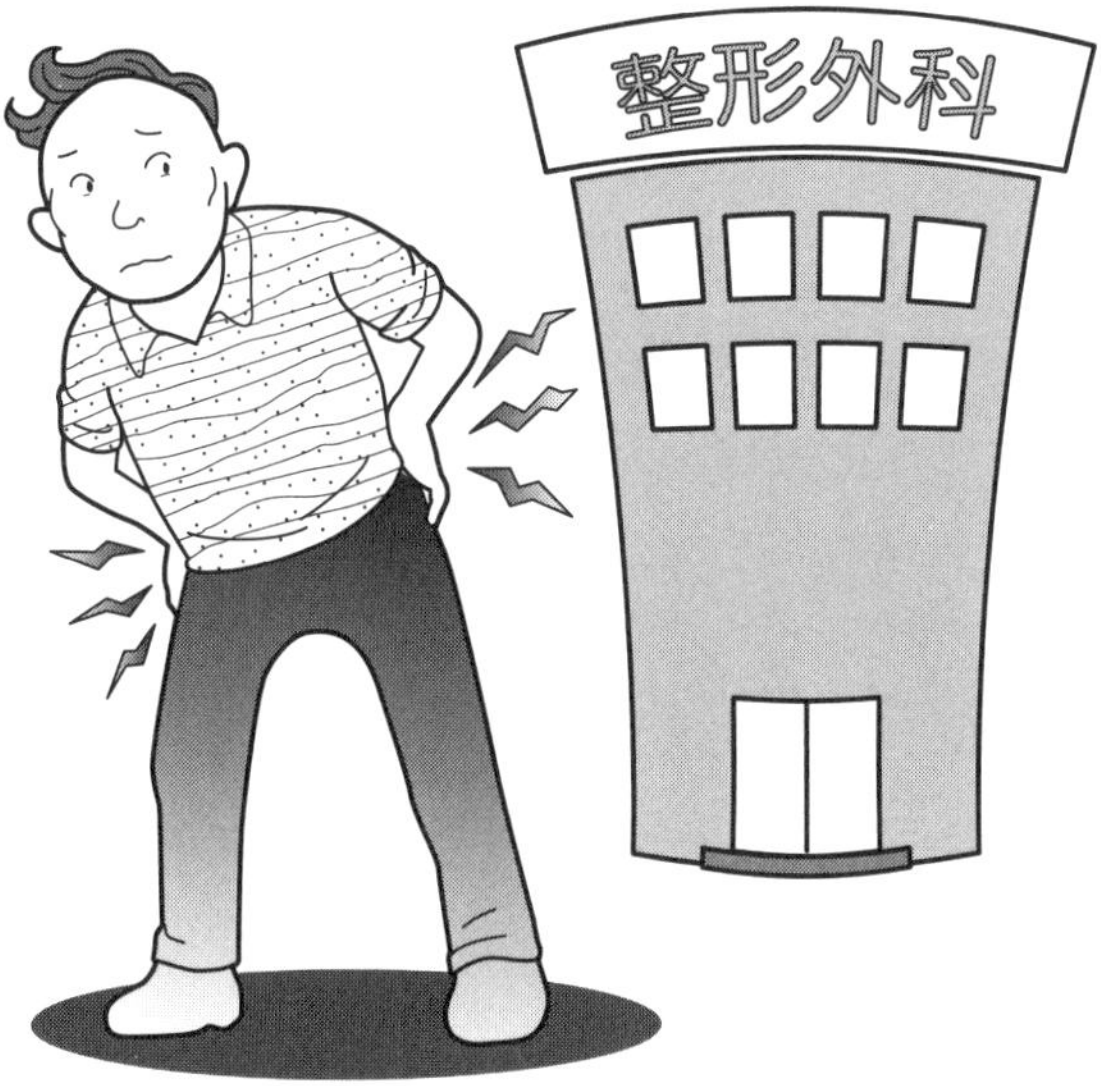

現状をよく考えてみれば、そのように考えるしかありません。患者さんの立場にある読者のみなさんも、よく考えてみれば、この二つの理由しか思い当たらないはずです。

今や私は確信しています。なぜなら、「腸腰筋」というお腹の奥にある筋肉群（二つの筋肉）の状態を良くするだけで、何年も病院通いして苦しんでいた腰痛や股関節痛や膝痛が、すみやかに取れていくことがわかったからです。

病名として命名されるのは、椎間板ヘルニア、脊柱管狭窄症、あるいは変形性股関節症、変形性膝関節症などさまざまですが、そのいずれの場合でも、腸腰筋の疲労や緊張を取るだけでコロッと良くなってしまう。そういうケースが非常に多いという事実（症例）を持っているからです。

腰も股関節も膝も、腸腰筋への施術で、長年の痛みが消えてしまう。これは不思議なことではないでしょうか。そんな魔法のようなことがありうるでしょうか。もちろん、魔法ではありません。ということは、どういうことか。

つまり、腸腰筋という筋肉が疲労などによって緊張状態になっていると、直接的に間接的に、さまざまな箇所で痛みを引き起こすようになる、ということです。もっと言えば、ほとんどの腰痛や股関節痛や膝痛の真の原因は、この腸腰筋の疲労にすぎなかった、ということなのです。

そのことに気づいた私は、これらの強い痛みを「腸腰筋症候群」と名づけました。では、病院でつけられた病名というのは、いったい何だったのでしょうか。

もちろん、誤診というわけではないはずです。当然、医師はその病変を患者さんの体に確認したからこそ、診断を下したはずだからです。ただし肝心の痛みの原因は、その病変とは無関係だった、少なくとも直接的な痛みの原因ではなかった……。

そのように考えるのが自然ではないでしょうか。

整形外科は骨しか診ることができない

医師ではない私がこのような指摘をすることに、違和感を覚える方は少なくないかもしれません。特に整形外科の医師であれば、そう思う方がほとんどでしょう。しかし、専門領域にいると見えなくなってしまう部分もあると思います。あるいは、意識的に、無意識的に、見ようとしなくなる面もあるかもしれません。

その意味では、整形外科の専門領域にいないけれども、整形外科の先生方と同じように毎日何人も痛みを抱えた患者さんと対している私が、医学的治療というものを外側から見たときの率直な意見というものは、貴重であるはずです。ぜひ参考にしていただかなければなりません。何よりも、気の毒な患者さんたちのためにです。というわけで、話を先に進めましょう。

私の推論が正しいと仮定して、ではなぜ、腰や股関節や膝の痛みの真の原因が、病院で見過ごされてしまうのでしょうか。

それは、整形外科の医師は、常に関節（つまり骨）の異変にばかり痛みの原因を求めようとするからです。実際には関節が痛いわけではなく筋肉が痛いのに、医師は筋肉のほうはほとんど真剣に調べようとはしません。

なぜ医師は筋肉を見ようとしないのでしょうか。その答えは簡単で、レントゲン検査にしてもＭＲＩ検査にしても骨の状態を調べるための検査で、筋肉の疲労の状態は見たくても見ることができないからです。

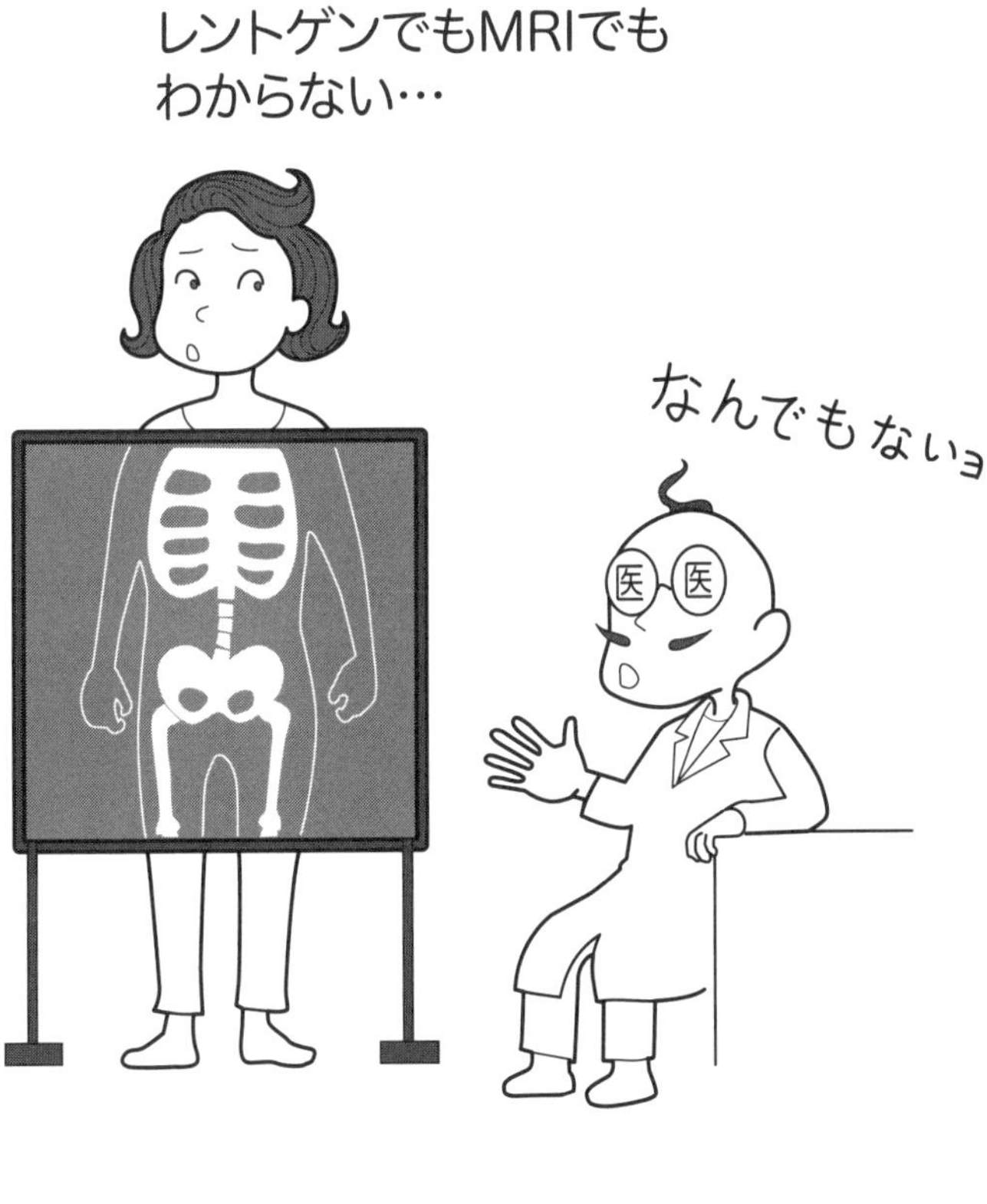
レントゲンでもMRIでも
わからない…
なんでもないョ
医
医

見ることができなくても、筋肉がそこにあることは確かだし、それが緊張して痛むこともあります。特に筋肉というのは、へたに故障すると激痛を引き起こします。ところが、実は、骨というのは痛みをほとんど感じません。

膝が痛くて病院へ行ったら「関節の軟骨がすり減って、すねの骨と太ももの骨がぶつかっているから痛いんですよ」と説明された、そう言う患者さんが少なくありません。

確かに硬い骨同士がぶつかれば痛そうなイメージを描きやすいのですが、実際には骨には知覚神経がありません。だから、骨がぶつかってもほとんど痛みは現れません。痛むのは骨ではなく、靱帯などの結合組織か、筋肉なのです。

もちろんクッションとなる軟骨がすり減って骨同士がぶつかることは骨のために決して良いことではありませんが、痛みの原因というのはまた別の話になるはずです。

ところが多くの医師は、慢性的に腰や股関節や膝が痛いと言ってやって来る患者さんに対して、必ずレントゲンやＭＲＩといった、骨しか見ることができない画像検査を行い、異変を探し、そこに痛みの原因を求めようとします。

医学というのは、病理学によって明らかにされている「病気」にしか対応しません。ですから、患者さんがどんなに痛がっていても、病名がつけられなければ「気のせい」「年のせい」、あるいはひどい場合には「甘えている」などと捉えられてしまいます。

病気というのは、現代医学が明らかにした体の異変です。腰や股関節や膝の場合は、画像によって骨を見ることしかできません。その範囲内での「病名」です。患者さん自身が痛いと言っているときの筋肉の状態を、医師は決して見ることができませんし、数値で明らかにすることもできません。

ということは、医師というのは、そこはもう「考えない」ということになってしまうのです。「ないもの」として、自分たちがわかる範囲内で話を進めるわけです。

だから医学的には「腸腰筋症候群」などという病名はありません。その原因を突きとめた私が、勝手に命名しただけのことです。

専門家は「お笑い草」と言うかもしれません。しかし私に言わせれば、「わからないこと（つまり筋肉は見えないということ）は『わからない』という態度で診察していただきたい」ということになります。

ボタンの掛け違いは、最後まで掛け終わらないと気がつきません。病院の治療というのは、いくら治療しても治らないということが明らかになったとしても、その掛け違いを修正することなく、漫然と対症療法を続けてしまいます。残るのは副作用だけです。

そしてもっと悲劇的なのは、見当違いの見立てによってたくさんの大手術が行われているということです。

こうした病院の治療によってかえって障害を大きくしたというケースが、決して珍しいものではないということを、ぜひ知っていただきたいと思います。

病院の治療を続けていると治りにくくなる

腰痛、股関節痛、膝痛はなぜ病院で治らないのか。そのもう一つの理由が、適切な治療を行っていない、あるいは治療法を持っていない、ということです。

たとえば、腰痛で受診し、レントゲンなどの画像検査を受けても、特に異常が認められないという場合はたくさんあります。原因不明の腰痛が9割もあるというのですから、さすがに医師は「気のせいだ」などとは言いません。いわゆる「腰痛症」ということで、治療が始まります。

ところが、これが、私には信じられないような治療ばかりなのです。

たとえば、腰痛に対して、今ごく普通に「筋弛緩剤」が投与されています。筋弛緩剤というのは、緊張している筋肉を薬によって強制的に弛緩させる薬です。極端に言えば、全身の筋肉を働かなくしてしまう薬なのです。

このような薬が投与されるということは、腰痛には筋肉も関係しているということに気づいているからでしょう。

しかし、筋肉が縮んで硬くなっているから筋弛緩剤を飲ませよう、というあまりにも単純な発想はどうなのでしょうか。それで腰痛の真の犯人が退散してくれるのならともかく、当然副作用もあります。筋弛緩剤を服用していれば腰も含めた全身的な筋肉がしっかりと働かなくなりますから、筋力はどんどん低下していきます。

腰痛の予防の一つに、腰の筋肉をしっかりつけることがありますが、筋弛緩剤を長期的に使えば結果的に腰痛をさらに慢性化させ、悪化させることにつながります。

また、湿布外用薬も、痛み止めとして非常によく使われています。一時的に炎症を抑えるわけですが、結局かえって悪化させていることが少なくありません。湿布外用薬には、交感神経を緊張させることによって、血管を収縮させる作用があります。つまり、血流もリンパの流れも悪くさせているわけです。

足首の捻挫などには、伸縮性の包帯を巻いて患部を圧迫していることがあります。体が治ろうとしているのに、そうやって血液循環を悪くしてしまっているのです。これでは、治療せずに放置しているよりも治りにくくなります。

血液やリンパの循環こそ、体が悪いところを治そうとするときに絶対に不可欠なものです。慢性的な痛みに対しては、とにかく血液循環を良くして、痛みを引き起こしている物質はどんどん流して、また血液から供給される栄養によって組織を修復していくことが必要です。病院の治療は、それに逆行することが多いのです。

私が行っている施術法の根拠は、端的に血液やリンパの流れを良くする、ということにつきます。その極めてシンプルなことが、痛みをすみやかに取り、回復に向かわせるのです。

湿布外用薬は、それとまったく反対のことをやってしまうことになるので、回復までの時間を長引かせてしまうわけです。私は湿布薬を貼っている患者さんが来たら、急性疾患でない限り、すぐに取ってもらい、もう使わないように伝えています。

鎮痛剤も同様で、根本的な解決にはなりません。痛み止めの連用だけで治るわけはないのですが、とりあえず痛みを抑えるので、医師も患者さんもその場しのぎであることはわかっていながら漫然と続けてしまうのでしょう。それにしても安易に鎮痛剤を使いすぎだと思います。

病院の治療では、腰痛にしろ膝の痛みにしろ、「痛い」→「それなら痛み止めの注射か飲み薬を処方」ということが当たり前のようになっていて、患者さんも長いことそれに頼ってしまっているケースがたくさんあります。しかし、それは逆に回復を遅らせます。椎間板ヘルニアと診断され、鎮痛剤を飲み続けて安静にしていたところ、腰や脚の筋肉が衰えて慢性化し、悪化させてしまった小学生がいました。特に注射を続けていたりすると組織が硬くなって、よけい治りが悪くなることもあります。

腰にしろ股関節にしろ膝にしろ、痛みは筋肉疲労が原因であることがほとんどなのですから、その問題を解消すれば簡単に治っていくものです。

実際、当院での治療で、長年付き合っていた腰痛、股関節痛、膝痛のほとんどが改善し、良くなっていきます。ところが、病院での治療を長期的に漫然と受けていた患者さんは、その場では痛みは取れてもまたぶり返します。なかなか良くなりません。

鎮痛剤、筋弛緩剤、湿布薬、注射……、どの治療も患部の動きを悪くし、循環を悪くさせ、よけいに治りにくくさせてしまっているのです。言いにくいことですが、病院での治療を受けていない患者さんほど簡単に良くなります。皮肉なことです。

手術を勧められたら、セカンドオピニオンを

整形外科の最終手段は手術です。画像診断によって「そこ」が明らかにおかしいから、手術によってそれを切り取ったり、人工関節に交換したりして、「その問題」を取り除こうとするわけです。

画像診断で明らかになった異変は、そのままでは何をしてももとに戻ることはない。だから、「あなたの痛みは、手術しなければ治ることはありません」と言われます。

しかし、果たしてその「異変」が本当に痛みの原因であるかどうかは、極めて怪しいのです。これが、私が繰り返し述べている非常に重要なポイントです。

その手術が、患者さんの体に対して何らマイナスを引き起こさないのであれば、「ダメもと」ですから、いくらでもやってみるのがよいでしょう。たとえ治らないかもしれないにしても、あるいは再発の可能性が高いとしても、低い確率に賭ける意義はあると思います。

しかし、整形外科の手術は、腰にしても股関節にしても、大手術になります。費用の問題はもちろん、患者さんの体に取り返しのつかないダメージを与えます。それはときとして、一生続くこともあるのです。

そんなに大事なものを賭けるほど、手術という治療法は意味があるのでしょうか。医師は、論理的に医学的に「治る」という結論を想定し、そこに至るためには手術しかないと、極めてドライに判断して患者さんに勧めます。

患者さんは素人ですから、医師の言われた通りにするしかないと思ってしまうでしょう。でも、手術後の人生を生きるのは、手術を勧めた医師ではありません。手術を受けた患者さん本人です。

整形外科で手術を勧められたときは、それが大きな手術であればあるほど、患者さん自身が慎重に判断しなければいけません。

ひとくちに手術と言っても、さまざまなケースがあるでしょう。また、治療方針については、すべての医師がまったく同じように考えているわけではありません。

したがって、ある病院で手術を勧められたら、少なくともほかの病院でも受診してみて、ほかの先生の意見（セカンドオピニオン）も聞いてみるべきでしょう。

私は、手術をしたのに良くならない患者さんをうんざりするほど見ていますから、例外的な場合を除いては、整形外科の手術は受けないほうがよいと思っています。

ヘルニアと股関節の手術、決断は特に慎重に

「整形外科の手術は受けたらダメです」

私がそう言うと、どの患者さんも「乱暴な言い方をするな〜」という顔をされます。

そこで、もう少しわかりやすいように、マトを絞ってお話しすることにしましょう。

手術をするかどうかについては、患者さん本人が、医師だけではなくいろいろな人の意見を聞いて慎重に判断すべきですが、なかでも椎間板ヘルニアと、変形性股関節症の手術については、特に注意しなければいけません。

なぜなら、そもそも手術の意味がなかったという、患者さんにとっては身も蓋もない結果に終わってしまうケースが多いからです。つまり、痛みの原因を見誤って手術が行われている、ということです。

この二つの手術はいずれも大手術です。手術後のリハビリも大変で、社会復帰に時間がかかります。そのあと何十年と続く患者さんの人生にも、少なからぬ影響を与えるでしょう。また、手術の費用もバカになりません。

それでも行うのは、痛みのない人生を再び歩みたいという患者さんの願いがあるからに違いありません。しかし、手術をしても痛みは取れない、あるいは間もなくぶり返して再手術ということが、この二つの手術では多いのです。

なぜ、そういうことになるのでしょうか。まず、椎間板ヘルニアによる腰痛について考

お医者さまのいうことは
正しいような気が…

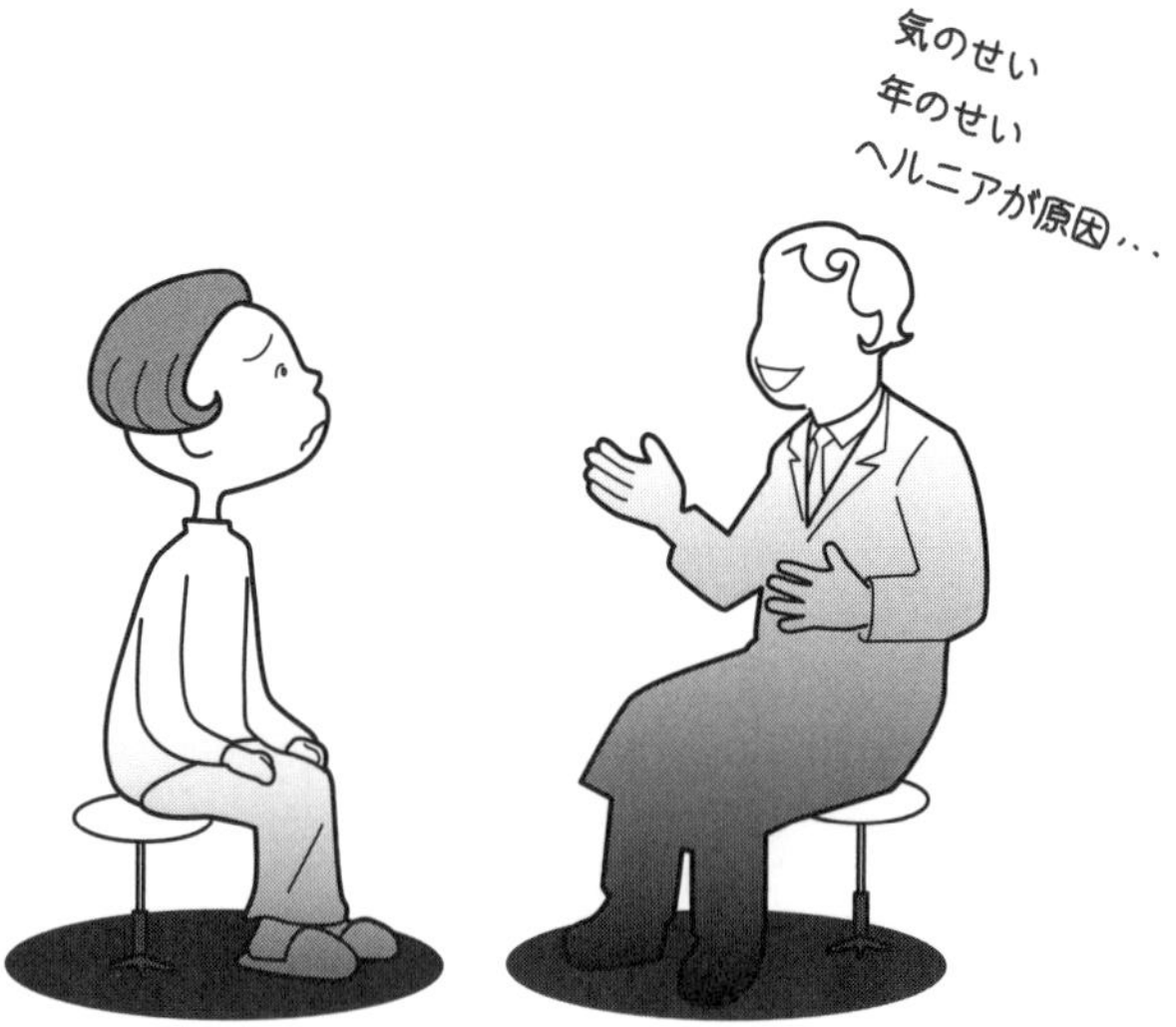

えてみましょう。

これは腰椎の椎間板が出っ張って神経を圧迫するために起こると考えられていますが、ヘルニアがあっても腰痛も神経痛もないという人が、実は珍しくありません。痛みがなければ、ヘルニアがあってもかまわないわけです。

一方で、腸腰筋の疲労による腰痛というのは、もう世の中にゴロゴロしています。私は現在まで8000人以上の患者さんを施術していますが、腰痛の9割以上は腸腰筋の疲労によるものが中心だと確信しています。

腸腰筋が痛んでいるから腰が痛いのに、たまたまレントゲン画像を見たらヘルニアがあったからといって、大手術を行ってヘルニアを切り取ったとしても、腰痛が治るわけがありません。実際、ヘルニアの手術をしても腰痛が治らなかったと言って当院にやって来る患者さんのほとんどは、腸腰筋の治療によってあっけなく良くなっていきます。

変形性股関節症に関しても同様です。

人工股関節の手術は、骨盤に嵌まっている大腿骨の頭の部分を切り取って人工骨頭に換えるわけですから、非常に大がかりなものです。しかし、手術を受けてもやっぱり同じように痛む、という患者さんが何人も当院を訪れます。

人工関節に換えたはずなのに、なぜ痛むのでしょうか？

不思議なことですが、腸腰筋の治療をすると、そんな患者さんの痛みもきれいに取れてしまいます。これはいったい、どういうことなのでしょうか。

私は、次のようなことではないかと考えています。

患者さんは「股関節痛」と思って受診し、医師も股関節の異変を検査結果に診て、手術を勧めました。手術をしなければ治らないということで患者さんも決断し、手術を受け、大腿骨を切り取って人工骨頭を入れてもらいました。にもかかわらず、実は痛んでいたのは股関節ではなく、腸腰筋という筋肉だった……。

私がそう推測するのは、股関節の痛みが腸腰筋への施術であっけなく取れてしまうケースが、あまりにも多いからです。たとえ股関節に変形性の障害が確認されたとしても、それだけで歩けないほどの激痛が起こるとは思えません。前述のように、骨には痛みを感じる神経が通っていないからです。

患者さんは、腸腰筋の痛みを、実は錯覚して股関節に感じているにすぎません。だから

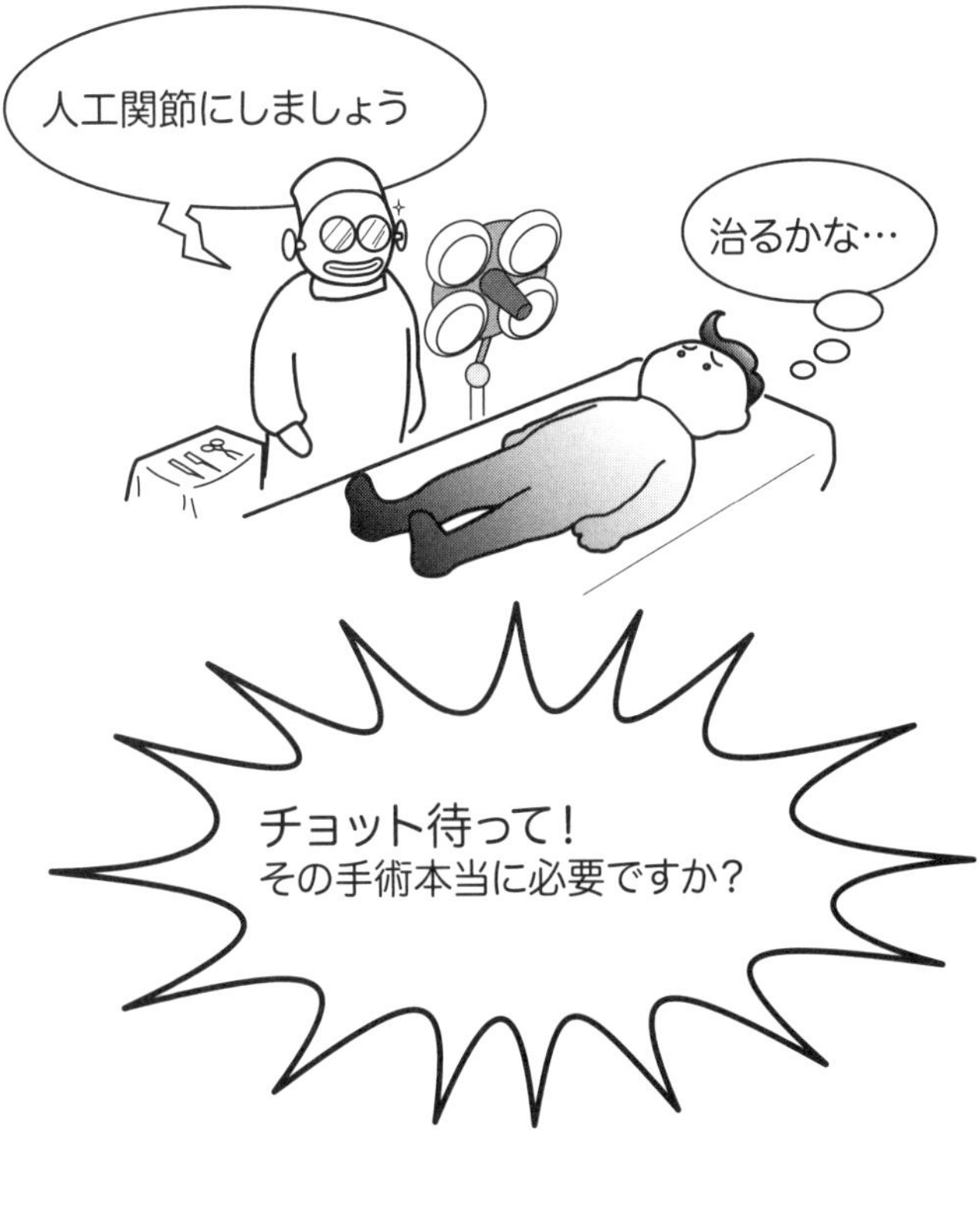
人工関節にしましょう
治るかな…
チョット待って！
その手術本当に必要ですか？

当然、病院へ行けば「股関節が痛い」と訴えます。医師はレントゲン検査を行い、どこが悪いのか、股関節の痛みの原因はどこにあるのかということを、骨の画像だけで判断しようとします。つまり、犯人探しをするのです。

ところが有罪判決を受けて手術されてしまった股関節は、実は冤罪だった。真の犯人は腸腰筋だった——というわけです。

椎間板ヘルニアと股関節症の手術に関しても、実は「腸腰筋症候群」だったというケースが非常に多いのではないかと、私は見ています。

「手術で治った人もいる」本当の原因は？

私がこのような話をすると、必ずこう言われます。

「本当ですか？　私の友人で椎間板ヘルニアの手術を受けて、良くなった人がいますよ」。

よく聞くと、手術を2回も受けていたりするのですが、もちろん1回の手術で治ったという人もいると思います。

股関節の人工関節の手術を受けた人のなかにも、「手術をして痛みから解放された。手術をしてよかった」と言う人もいると思います。

確かに、痛みの原因が医師の見立て通りで、手術が成功して腰痛や股関節痛が治ったという患者さんもいるかもしれません。でも実際には、それは少ないのではないかと思います。というのは、椎間板ヘルニアにしても股関節の人工関節にしても、かなり大きな手術になるため、手術後は安静にして回復を待たなければなりません。

そのとき、本当の真犯人である腸腰筋への治療は行っていないにもかかわらず、腸腰筋は期せずして十分な「休息の時間」が得られることになります。

長期の入院期間中に腸腰筋の疲労が自然に取れ、それによって起こっていた腰痛も股関節痛も取れてしまった。手術から回復して、リハビリも行い、退院するころには、腸腰筋症候群はすっかり良くなって「治っていた」というわけです。

振り返ってみれば、忙しい現代人は何週間ものんびりベッドの上でオーバーホールする余裕などありません。実は大半の腰痛は、だまって寝ていれば（痛くないようにして休んでいれば）治ってしまうものなのです。股関節の痛みも同じです。

向こう脛をぶつけると大変な痛みで転げ回りますが、その痛みはずーっと続くわけではありません。赤く腫れたりするかもしれませんが、痛み自体は自然に消えていきます。

慢性的な痛みも同じで、ずーっと痛みが続くというのは、現代人の心と体が不自然に酷使されているからです。その不自然な日常を修正することから、痛みの治療は始めなければなりません。繰り返し述べるように、大切なのは血液循環です。

そう考えると、いかに病院での治療が意味のない、マトはずれな方法ばかりかということが理解できるのではないでしょうか。

手術後の長期の安静というのは、ちょうど患者さんの体に自然治癒力を発揮させてくれるチャンスとなっているのです。だからこそ腸腰筋症候群（腸腰筋を原因とする痛み）が消え、それが手術によって治ったと思われている。そういうことが多いのではないかと思います。これもまた皮肉な話かもしれません。

それともう一つ、私の経験上、言えることがあります。それは、「手術前の筋力の個人差が、手術後に大きな違いとなって現れる」ということです。つまり、もともと筋力のあった方は、手術後の回復力も優れているのです。これは逆に言えば、もともと筋力が弱い人は、手術後もなかなか回復しないということです。

実際のところ、筋肉のバランスを大きく崩している重篤な患者さんは、いろいろ理由をつけられて、病院から手術を避けられているという傾向があるようです（回復が難しいことを医師も知っているからです）。ですから、「もともと筋力があり、手術で治りやすい患者さんが手術をしている。だから手術で治っているように見える」というのが真相に近いのではないでしょうか。

現在、股関節や膝関節などの手術のあと、何年かして不具合（痛み、しびれ等）で来院される患者さんがあとを絶ちません。

「腸腰筋症候群」を改善させる「手当て療法」

世の中に、腰痛ほど多い疾患はありません。それは、治らないから多いのです。なぜ治らないかというと、そのほとんどが腸腰筋の緊張によるものなのに、ほとんどの人がそのことに気づいていないからです。

膝の痛みも、股関節（とカン違いされている）痛みも、腸腰筋の疲労が原因です。

これらの腸腰筋症候群のすべてを、病院では関節の変性、つまり骨の異常と見ています。骨には痛みを感じる神経がないのに、なぜ痛いのか、そこを考えようともせず、ただベルトコンベアーのようにレントゲン検査をして骨の状態を調べ、骨の変性を見て診断を下し、「これは年のせいだから治らない」とか「そんな体重で治るわけがない」というような言い方で、ただ漫然と対症療法を続けていきます。

そして、どうにもならなければ手術、と来るわけです。しかし、もともと骨が原因ではないのですから、残念ながら根本的な解決にはなりません。

筋肉や靭帯などの結合組織は、緊張するとものすごい痛みを発します。それなのに、病院の先生は、筋肉を十分に調べることをしません。人体には約６００もの筋肉が付いていて、それが骨格を支え、動かしているのに、です。

複雑な関連で組み立てられているその人体が「痛い」と言っているのに、いくら突きとめることが困難であるといっても、なぜ最も疑うべき筋肉から目をそらして「治らない」とサジを投げてしまうのでしょうか。

それは、もしかしたら、腸腰筋のような深い部分の筋肉の緊張をほぐす方法を、今の医学が持っていないからかもしれません。進歩し続ける医学にその方法がないということは、やはり筋肉の問題を軽視しているからにほかなりません。

私は、腰痛や股関節の痛みのほとんどすべて、さらに膝の痛みの多くも含めて、腸腰筋の緊張が原因であることを突きとめました。そして、その体の深部にある筋肉の緊張をほぐすために、「手当て療法」という施術法を身につけてきました。

現在では、その「手当て療法」にストレスコントロール法（後述）を加えた施術法を編み出し、「つるた療法」と名づけました。

当院には、ほとんど口コミ、紹介だけでたくさんの患者さんがやって来ます。当院に、10万にものぼる症例（のべ件数）があるのは、腰痛、股関節痛、膝痛に対する効果が確実にあがっているからにほかなりません。

そんな患者さんたちの例もまじえ、腸腰筋症候群とはどういうものなのか、次章から述べていきたいと思います。

第2章

腸腰筋の疲労が腰痛の原因です

「腸腰筋症候群」という痛みを知ることから始めよう

痛みには、さまざまな原因があります。人間の生命システムは信じられないほど精緻に統一され、機能していますが、私たちが感じる「痛み」も、その生命システムの一つとしての複雑さ、曖昧さを持っているように思えます。

ですから、ある患者さんが感じている「痛み」を取るということは、実は一筋縄ではいかないことが少なくありません。誰も気づかないような体内の筋肉が少し不自然に緊張するだけで、とんでもない痛みになって現れることがあります。体だけではなく、心のあり方によって、体に激痛を感じることもあります。原因を放置すれば慢性化し、ますますわけがわからない痛みになっていきます。

また、そもそも痛みというのは、人によって感じ方の程度が大きく異なります。大げさに痛がる人もいれば、痛みに強い人もいるわけです。ですから、痛みの程度を客観的に数値化することは極めて困難です。治ったかどうかは、あくまで患者さんの主観です。

そのような摩訶不思議な「痛み」というものを引き起こしている要因は、決してレントゲンなどの骨の画像検査だけでわかるものではありません。逆に、たとえ画像検査だけではわからないとしても、痛みの原因はどこかにあるはずですから、それを探り当てなければならないのは当然です。

病院通いを続けても腰痛、股関節痛、膝痛が治らないのは、病院では、常に痛みの原因を「骨や関節の異常」からしか考えようとしないからです。あるいは、靭帯や筋肉のトラブルとわかっても、それを根本から解決させることができないからです。

第1章でも述べたように、骨には知覚神経がありません。骨自体が激しく痛むということはないのです。患者さんには、「関節が痛いように思えても、実際にはその周囲の結合組織や、その関節を動かすために複雑に張りめぐらされている筋肉群が痛みを発しているのだ」ということを理解していただきたいと思います。

腰や股関節や膝に痛みがあれば、まず筋肉を疑わなければならない、ということです。関節部に感じる慢性的な痛みは、ほとんどがその関節に関連するどこかの筋肉に残った疲労が原因です。

筋肉は疲労すると強く縮まろうとしますから、その縮もうとする強い力で、関節の周囲の筋肉が痛むのです。膝の慢性的な痛みは、だいたいそうやって起こっています。

確かに、骨格は私たちの体を支える重要な働きをしていますし、関節があるからこそ私たちの体は曲がる（動く）わけです。だから私たちの意識も骨に行きがちなのですが、数多くの骨や関節をコントロールして動かしているのはあくまでも筋肉です。

なかなか実感しにくいことなのですが、心臓の拍動も、胃腸の消化活動も、呼吸活動も、姿勢を維持しているのも、すべて体内の筋肉が伸縮することによって行われています。体内の知られざる筋肉は私たちが気づかないうちに常に奮闘し、疲れ果てているかもしれないのです。その筋肉の知られざる疲労を、理解してあげてください。

腸腰筋という筋肉もまさにそんな筋肉で、その疲労が、多くの腰痛、股関節痛、膝の痛みを引き起こしています。これが、私が発見して主張している「腸腰筋症候群」です。

腰、股関節、膝の痛みの非常に多くが、この腸腰筋症候群であることを、私はたくさんの患者さんに接して確信しています。

股関節痛や盲腸とカン違いされる腸腰筋の痛み

腸腰筋症候群の特徴の一つが、「かなりの激痛を引き起こす」ということです。それは股関節の痛みと間違えられたり、ときには盲腸と間違えられることもあります。

面白い、と言うと語弊があるのですが、実はちょっと笑えない話があります。

その患者さんは40歳前後の女性の看護師さんでした。腰痛で来院したのです。触れてみると、腸腰筋の「大腰筋」のほうが緊張していることがわかりました。

施術してみると、しばらくして急に痛がりました。緊張している筋肉に施術すると、改善する過程で痛みが現れます。しかし、それでさらに腸腰筋症候群であることがはっきりするのです。

痛がる患者さんに、私は「これがあなたの腰痛の原因です。大腰筋という筋肉が痛んでいるんです」と言いました。すると、その看護師さんは信じられないというように、こう言ったのです。

「これ、盲腸じゃないんですか？」

なぜ？　と私が聞くと、

「私、ちょっと前に盲腸をやったんです。まったく同じ痛みでした」

詳しく聞くと、彼女は3か月ほど前に盲腸になって、手術で取ってしまったのだそうです。私は「なるほど」と合点がいきました。それで笑いながら、

「なぜ、手術で取ってしまった盲腸が、いま痛むんですか？」

と言いました。彼女もようやく気づいて、大笑いとなったわけです。

まさか、背骨と骨盤に張りついている筋肉があって、それが痛んでいるなどとは夢にも思わないのでしょう。患者さんが腸腰筋症候群を盲腸と間違えてしまうのも、無理はないかもしれません。

実は彼女の数か月前の腹痛は、もしかしたら盲腸ではなく大腰筋の痛みだったのかもしれません。大腰筋の痛みを盲腸と間違えて、手術で取ってしまったのかも……。盲腸は取っても特に問題ないらしいのでいいようなものの、そんなケースは実は多いのではないかと、私は笑いながらも複雑な思いを感じていたのです。

いずれにしても、腸腰筋のように体の奥深くにある筋肉は、一度悪くして慢性化させてしまうと、なかなか自然に回復しません。

肩こりなら、マッサージしたり体操したりすれば改善もするでしょうが、腸腰筋はまったく意識できない体の深部にある筋肉ですから、そもそもその疲労自体が感じられません。まして、その疲労を取る方法など、さっぱりわからないのです。

ただじっと横になっているだけでも腸腰筋の疲労・緊張は回復していきますが、忙しい現代人はそうもいきません。

こうして腸腰筋の疲労を積み重ねてしまい、腰や股関節や膝の痛み、つまり腸腰筋症候群に進んでいく、それが慢性的に残ってしまう、というわけなのです。

腸腰筋症候群を股関節の痛みとカン違いしてしまうと、せっせと病院通いをして、湿布や痛み止めやさまざまな対症療法を続けてしまうことになります。結果として腸腰筋が休まるどころか、かえって筋肉内の循環を悪くさせて治りにくくしてしまうことになります。

腰や股関節や膝の痛みで病院にいくら通っても治ることもなく、悪化の一方で苦しんでいる人がたくさんいるのは、そういうことなのだと私は考えています。では、その　痛みの真犯人である「腸腰筋」とは、どのような筋肉なのでしょうか。そういう筋肉が自分の体内にあるということを意識することから始めましょう。

人体を支え続けている「腸腰筋」という筋肉

腸腰筋という筋肉は、陸上競技やサッカーなどのトップアスリートで発達しているといわれる「インナーマッスル」として、ときどき紹介されることがあります。しかし、決して特殊な動きのために必要な筋肉ではありません。当たり前ですが、読者のみなさんの骨盤内にも必ず腸腰筋があり、毎日の生活のなかで大変重要な働きをしているのです。

これから腸腰筋についての説明をしていきますが、体の深部にある筋肉なので、二の腕やふくらはぎの筋肉に比べると実感しにくいかもしれません。そこで、実際に「自分のこのあたりに腸腰筋がある」ということをイメージしながら、ときにはそこに手を当てたりしてみながら、読み進めていただければと思います。

「腸腰筋」というのは、「大腰筋」と「腸骨筋」という二種類の筋肉を総称した言葉です。

体のどのあたりにあるのかは、次ページの図を見ていただくのが早いでしょう。お腹から腰のあたりまでの骨格を前から見て、大腰筋と腸骨筋を描き入れた図です。

◎長くて大きい大腰筋

まず大腰筋です。次ページの図を見ると、意外なほど大きな筋肉だということがわかります。あまり馴染みのない筋肉ですが、食肉の部位で言えば「フィレ」にあたる筋肉……と言えばイメージしやすいのではないでしょうか。

大腰筋の始まりは、いちばん下の肋骨が背骨に付いている部分（第12胸椎）から腰にかけてのあたりで、そこからお腹の深い部分を通って骨盤の内部に入り込み、そこで次に述べる腸骨筋と合流し、最後は股関節に近い大腿骨の上部につながっています。

背骨から始まっていると言っても、背骨の前側ですから、背中から大腰筋に触れることはできません。背骨の前側、内臓の裏側を通って、脚の付け根につながっている、ということです。自分の体内でイメージしてみてください。

この筋肉がどのように働いているかというと、基本的には太ももを腹部のほうに引き上

「痛み解消」の秘密を握る**「腸腰筋」**とは?
(大腰筋と腸骨筋をあわせて「腸腰筋」という)

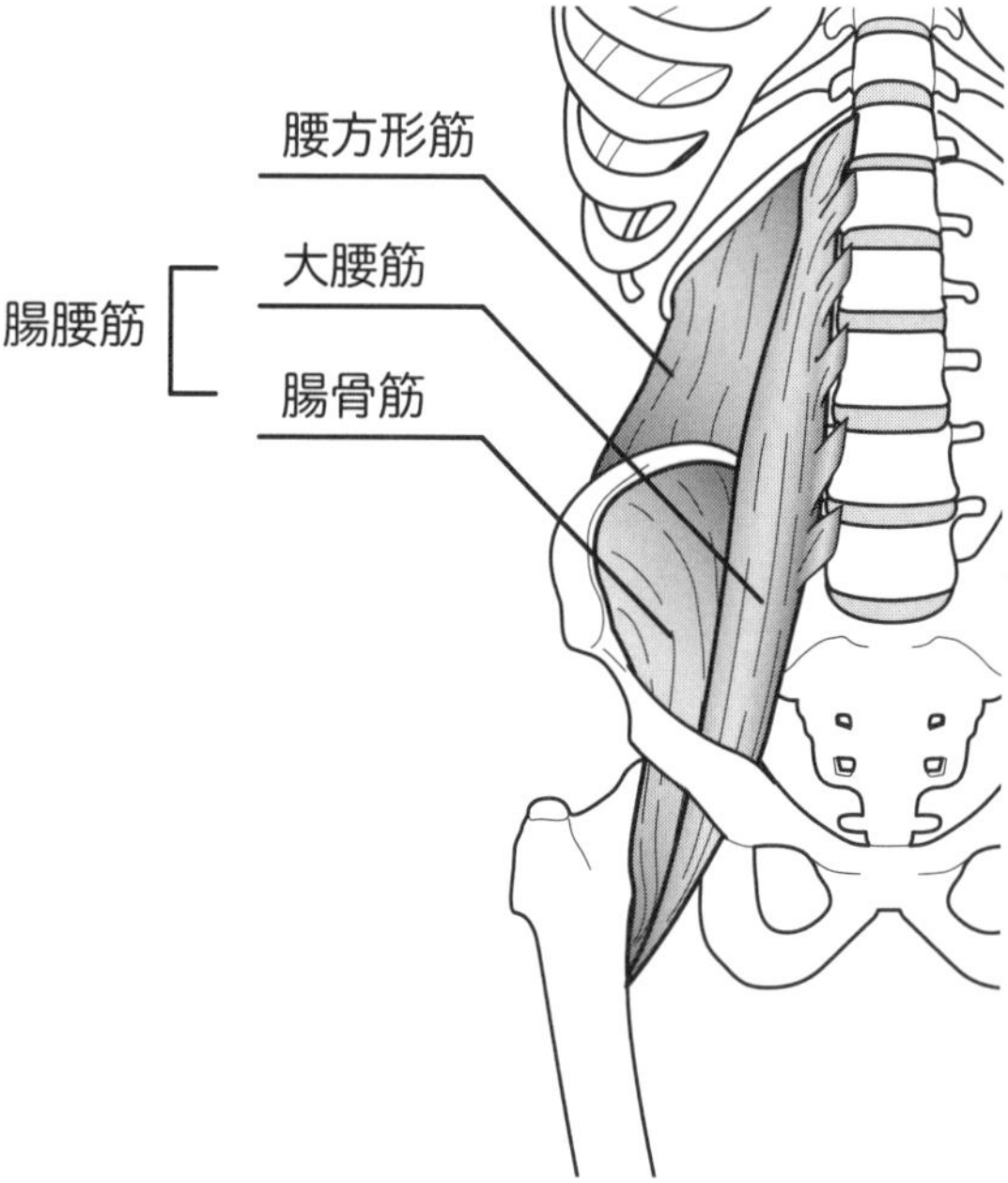

げる「股関節の屈曲」の運動です。仰向けに寝ている状態から体を起こすときにも、大腰筋は必要な筋肉です。また、イスに座っているような姿勢を維持するためにも、この深部の筋肉は重要な働きをしています。

大腰筋の組織は二層構造になっていて、二つの組織のあいだに腰回りを支配している神経（腰神経叢）が隠されています。このため、大腰筋が疲労したり、この筋肉を痛めたりすると、それだけで腰痛として感じられることがあります。

◎座っているだけでも働いている腸骨筋

腸骨筋は、左右に出っ張っている骨盤の骨（腸骨）の内側から始まり、骨盤内で大腰筋と合流して股関節の大腿骨の上部につながっています。

腸骨筋は、骨盤の角度を前傾させることによって、人間が二足歩行を行うのに都合のよい姿勢を保っています。

人間の背骨というのは重力に対して柔軟に動けるように、横から見ると、ゆるやかなS字状カーブを描いています。胸部で後ろに、腰部で前方に、少しずつ湾曲しているのが正しい骨格です。

この理想的な背骨のS字カーブを崩してしまう理由の一つが、腸骨筋の疲労です。この疲労が進むと、本来は前にせり出していなければならない腰が後方に行き、腰が曲がっていってしまうのです。

緊張感なく腰を丸めて座っていると、腸骨筋は働いておらず、骨盤が上を向いて腰が曲がります。この姿勢は腰痛を引き起こす原因の一つです。

良い姿勢を保って腰を守るためには、お腹を前に出すようにして骨盤を前傾させなければなりません。その姿勢を維持しようとするとき、この腸骨筋が働いているのです。

私はなぜ、腸腰筋を痛みの真犯人と確信したか

私は、世の中の腰痛の9割以上が、腸腰筋の痛みであると考えています。あとで述べるように、腰痛を抱えた患者さんは椎間板ヘルニアや脊柱管狭窄症と診断されていることが多いのですが、そんな患者さんたちの長年の腰痛も、数回、腸腰筋を手当てすることに

よってあっさりと消えていくからです。

また、股関節の痛みで人工関節の手術を勧められている患者さんもまったく同様で、そのほとんどは股関節が悪いのではなく、ただ腸腰筋が痛んでいるだけなのです。痛んでいるといっても、疲労のようなものですから、もちろん回復します。腸腰筋の治療を数回施すだけで、とても杖なくしては歩けないほどの股関節の激痛も、自然に消えていくのです。

どうしても治らない膝の痛みも同様です。やはり腸腰筋への治療ですみやかに取れることもありますし、あるいは太ももの裏側の筋肉群への施術で良くなることもあります。原因となっている筋肉に的確な施術を行えば、慢性化した膝の痛みも確実に改善していきます。膝の痛みは治らない、などということはありません。

このような経験をもとに、私はかなり以前から、腰、股関節、膝などにさまざまな痛みを引き起こす「腸腰筋症候群」というものがあることを提唱し、「腰や股関節や膝関節の手術の決断は、慎重の上にも慎重に！」と呼びかけてきました。

パソコンで「腸腰筋」を検索してみると、近年ではちらほらと腰痛と腸腰筋の関連を記述しているサイトを見かけるようになりました。以前は、世の中に「腸腰筋」と腰痛、股関節痛、膝痛などを関連づける発想はなかったのです。

では、私はなぜ「腸腰筋症候群」という存在を知ることになったのでしょうか。それは、あるきっかけとなる患者さんがいたからでした。

筋肉は、痛みの物質を流すポンプとなる

腸腰筋症候群との出会いは、私にとっては「まったく新しい施術法を開発しなければならない」という絶対的な必要性に迫られる事件でもありました。

以前私は、スポーツトレーナーとしての経験を生かして「スポーツ整体」を行っていました。さまざまなジャンルのスポーツ選手に対して、さまざまな痛みを取ることも含めてコンディションを整える施術を行っていたのです。

施術方法としていろいろなものを勉強しましたが、当時私が主に行っていたのはリンパの流れを良くするためのマッサージでした。

ケガをすると患部が腫れるのは、リンパ液が患部に集結するからです。ケガをしていな

くても、体内にはあらゆるところにリンパ液が存在しています。

ところが、リンパ液というのは一度たまってしまうと（つまり腫れると）なかなか簡単には戻りません。血液を全身に送る心臓のようなポンプを、リンパ系は持っていないからです。

では、血管の外に出ているリンパ液はどのように体内をめぐっているのでしょうか。

リンパ系のポンプ役を務めているのは筋肉です。散歩のような軽い運動を行って全身の筋肉を楽に伸縮させていると、筋肉の内部にたまった血液やリンパ液が押し出され、自然に全身に循環していきます。

このとき、筋肉内に残っている疲労や痛みの原因物質は、血液やリンパとともに押し流され、代謝されて体外に出て行きます。

スポーツ選手は、激しい試合のあと、疲労回復を早めるために、軽い練習を行います。「疲労を取るなら寝ているに限るのではないか」と思うかもしれませんが、筋肉を酷使したあとは、むしろ軽い運動を行ったほうが回復が早まるのです。筋肉のポンプ作用が高まるからです。

全身をめぐる血液とリンパ
この流れを良くすれば、痛みが取れるのも早くなる

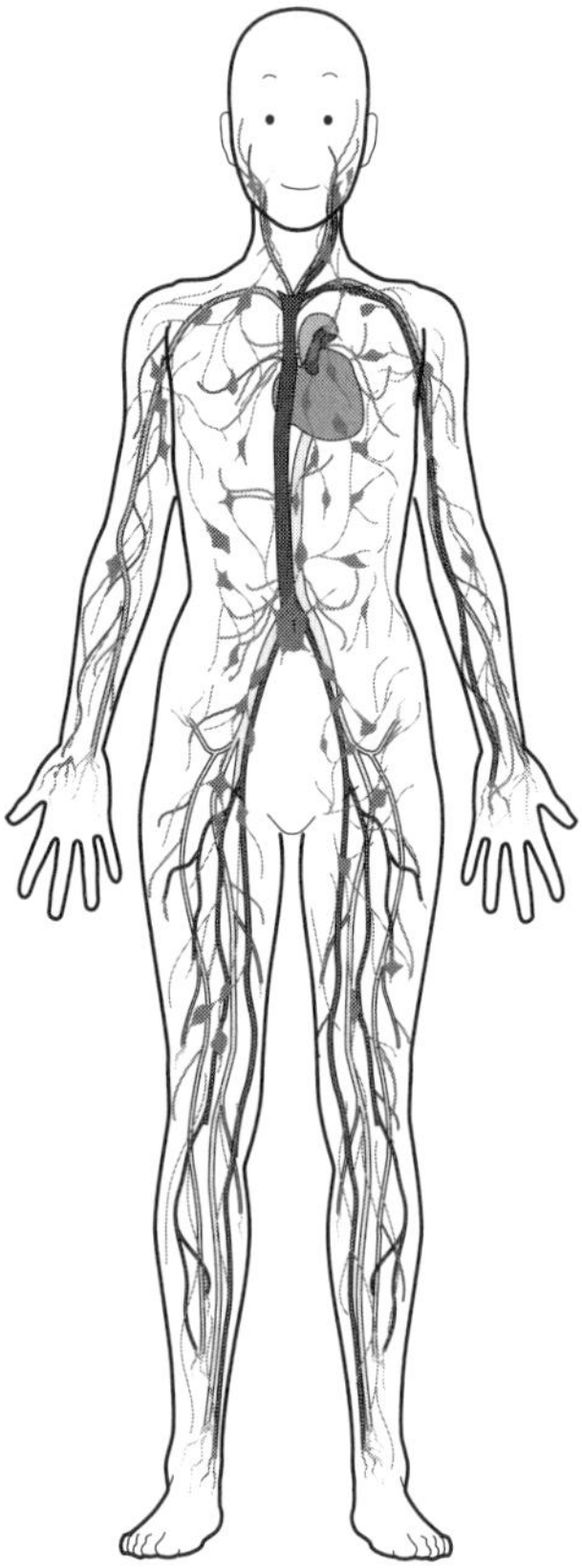

腰痛などの慢性的な痛みに対しても、同じようなことが言えます。痛いからといって動かさない、冷やす、痛み止めの注射を打つなどを続けていると、筋肉が硬直して次第に動きが悪くなります。筋肉内の循環が悪くなり、痛みの回復はどんどん遅れ、治りにくくなってしまうのです。

体を動かして血液やリンパの循環を良くするということは、疲労回復や痛みの解消のためだけに必要なわけではありません。血液やリンパ液は、全身の健康維持に重要な役割を果たしています。運動不足が健康に悪いというのは、筋肉を使わないことで、それらの循環が悪くなるからにほかなりません。

私はマッサージを行っていた当時から、経験的に、また実践的に、「リンパと血液の流れを十分に良くすれば筋肉疲労は早く取れるし、痛みが取れるのも早い」ということがわかっていました。非常に単純なことですし、誰でも知っていることですが、自然に患者さんを回復に導くにはこれが一番なのです。実際、施術効果もあがっていました。

その評判は口コミでひろがり、当院を訪れる選手は、当時から少なくなかったのです。

そんななかで、私の転機となった患者さん、Tさんがやって来ました。

症例

腸腰筋症候群に気づかせてくれた患者さん

Tさん（仮名）は20代前半の女性で、卓球の選手でした。練習中に腰を痛めたそうです。

私はいつものように、腰まわりの筋肉の状態を入念に診たあとでリンパマッサージを行いました。1時間ほどかけてほぐしていくと、少し楽にはなったようですが、まだ痛みは残っているようでした。その効果もやがて消え、2回目の施術のときには再びもとの痛みがぶり返していました。

このときも同じように、リンパマッサージを行いました。スポーツによる一時的な腰痛であれば、すでに軽快してもよいころです。しかし、いくら施術してもいっこうに手応えが得られません。

私は、この腰痛はもっと根本的な問題があるのかもしれないと思い、あらためてTさんに、整形外科を受診したときの話を聞きました。すると彼女は躊躇しながらも、こんなことを話してくれました。

「実は、以前からときどき股関節の痛みがあったので、受診したことがありました。『股関節の異常』と言われました。卓球って、体を激しく左右に動かすでしょう。だから、股関節を傷める選手は多いんです。股関節は一度やってしまうとなかなか良くならなくて、そのまま引退してしまう先輩がたくさんいました」

Tさんは、まさか自分は違うわよね……という気持ちから、病院通いはやめてしまったそうです。その後、股関節痛のほうはさほどでもなくなったが、腰痛が始まったので当院を訪れたのです。股関節の痛みについては、ずっとTさんのなかで引っ掛かっていたそうです。

私はあらためてTさんを仰向けに寝かせ、股関節の周辺に触れてみました。

すると突然、Tさんは大声をあげて痛がりました。私は、骨盤の出っ張っている腸骨のすぐ内側あたりの腹部に、軽く手で触れただけです。驚いて手を離すと、痛みは治まりました。「どうしたの?」と私は思わず聞きました。

「ここ（私が手で触れていた右腹部）が、ものすごく痛かったんですけど……」

おそるおそる、もう一度同じ場所に手で触れてみました。するとしばらくして、やはり

Tさんは激痛におそわれたのです。

「めっちゃくちゃ痛いです」

私は何が起こっているのか、さっぱりわかりませんでした。しかし、この痛みはTさんが抱えている問題と何らかの関係があるに違いない、そして、こんなにはっきり激しく痛むのは「ここに痛みの原因があるからではないだろうか」と考え、施術を続けました。

そして、痛がると手を離すということを繰り返しているうちに、Tさんは少しずつリラックスしてきたようです。当初の激痛は、「痛気持ちいいです」という感覚に変わりました。依然としてさっぱりわからない状態ではありましたが、とにかく良い方向に向かっていることは確かだと思ったので、その次の回も同じ施術を行ってみたのです。

二度目の施術のときは、同じように腹部に手を当てても激痛は現れず、施術後には腰痛もほとんどなくなっていました。そしてその後、股関節の痛みも、まったく起こらなくなってしまったのです。腰痛や股関節の痛みの原因が腹部にある？　少なくともそれらの痛みの原因は、骨盤の背中側の筋肉ではなく、腹側の筋肉にあることを、Tさんの症例は示していました。

そこで確信はなかったものの、腰痛を訴えてやって来るほかの患者さんにも、同じように腹部への施術を行ってみました。すると不思議なことに、数回程度の施術で腰痛の患者さんが良くなっていったのです。

私は「大発見」の予感がしました。さらに研究しようと、腰回りの骨格と筋肉の関係、縦横に張りめぐらされた神経細胞との関わり、痛みを感じるメカニズムなど、さまざまな文献を集め、読みあさりました。

そして、「腸腰筋」という深部の筋肉こそ腰痛のカギを握っているのだ、ということを確信したのです。

やがて、腸腰筋は股関節痛や膝の痛みとも深い関係があることもわかりました。それは誰も言っていないことだったので、「腸腰筋症候群」と命名したのです。

腸腰筋症候群の立場からすると、いかに病院での治療、特に手術が意味のないものかがわかります。椎間板ヘルニアも、変形性股関節症も、変形性膝関節症も、患者さんの「痛み」とは無関係で、腸腰筋の問題だったのです。

「それをぜひ世の中に訴えたい」という強い気持ちが、私のなかにはありました。

症例

椎間板ヘルニアで腰痛が悪化

ある日、40代の女性Sさんが来院しました。交通事故のあとで、ムチ打ちの後遺症が残ってしまったのです。また、もともと腰痛があり、これも悪化していました。Sさんは、ある大学病院の院長と付き合いがあり、そこの整形外科と脳神経外科を受診していました。検査の結果、腰は椎間板ヘルニアと診断され、手術を勧められたそうです。ムチ打ちのほうは、脳神経外科では手の施しようがない、と言われたそうです。それで当院を訪れたのです。

腰痛は、やはり腸腰筋症候群でした。手術どころか、1回の施術でほとんど良くなり、3回ほどで完治してしまいました。ムチ打ちのほうも、胸棘間筋《きょうきょくかんきん》という部分の施術によってほぼ症状はなくなりました（第5章を参照）。

Sさんは感激して私の本を購入してくれたので、私はサインをして差し上げました。彼女は、その本を持って大学病院の院長のところへ報告に行ったそうです。

院長は当初、「手を当てただけの治療？　なんか変な宗教にでも引っかかったんじゃないの？」と相手にしなかったようですが、実際に治ってしまったので一読してくれたのです。その後、私の本は整形外科にまわり、脳神経外科にもまわり、一時その病院の医師の間で話題になっていたということでした。

その後、整形外科で、もう一度Sさんの腰を検査して、あらためて撮影したレントゲン検査の画像を見ると、初診のときにははっきり写っていたSさんの椎間板ヘルニアがなくなっていることがわかりました。

それまでの段階では、院長先生から私のところに「お会いしたい」という連絡をいただいたりしていましたが、Sさんにその話を聞いてからは、まったくコンタクトがなくなってしまいました。私自身、大学病院の先生に興味はないのでそれっきりになりました。

腸腰筋の疲労は、ときに椎間板ヘルニアを引き起こすことがあります。しかし痛みの原因はヘルニアではなく、あくまでも腸腰筋自体の（あるいは腸腰筋による）痛みです。

Sさんは、もしも当院へ来なければ、おそらく椎間板ヘルニアの大手術を受けていたでしょう。これは決して特殊なケースではなく、いま現在でも日本中でそんな意味のない手術が行われているに違いないのです。

腸腰筋の緊張が椎間板ヘルニアを引き起こす？

椎間板ヘルニアは、腰痛の原因ではありません。ほとんどの腰痛の真の原因は「腸腰筋の疲労」で、椎間板ヘルニアというのは、その結果として現れているにすぎません。それでも、画像に現れたものを見て「椎間板ヘルニア」と診断され、「切らなければ治らない」と言われ、患者さんも納得して手術を行ってしまう。しかし当然ながら、ヘルニアを切り取ったとしても治りません。

そういうケースが非常に多いと、私は考えています。

椎間板は、背骨の関節（椎間関節）のクッションの役割を果たしています。背骨を構成しているそれぞれの椎骨と椎骨の間に、ちょうど水枕のような椎間板が挟まっているわけです。

整形外科の説明によれば、この椎間板が骨格の異常によって圧迫され、背骨を飛び出し

「椎間板ヘルニア」を西洋医学では、
このように説明するが……

椎骨を上から見たところ

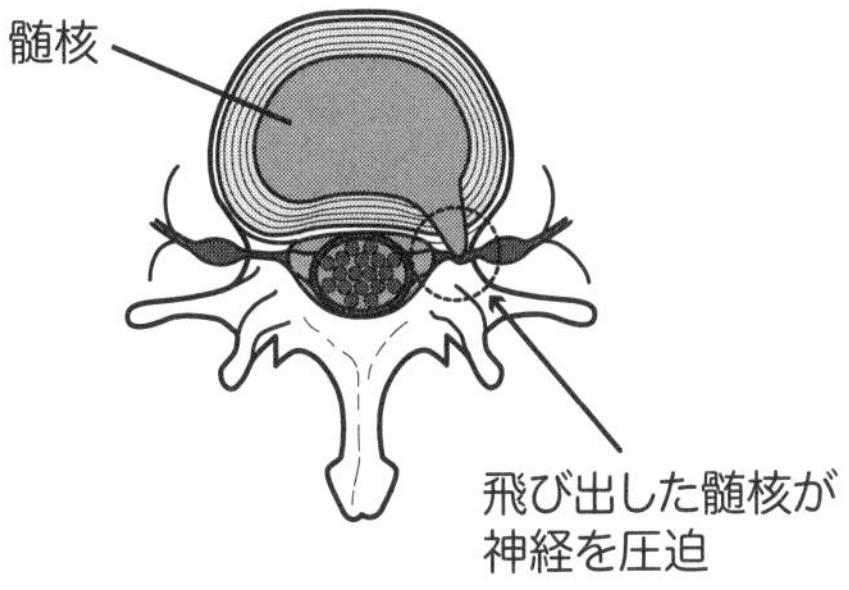

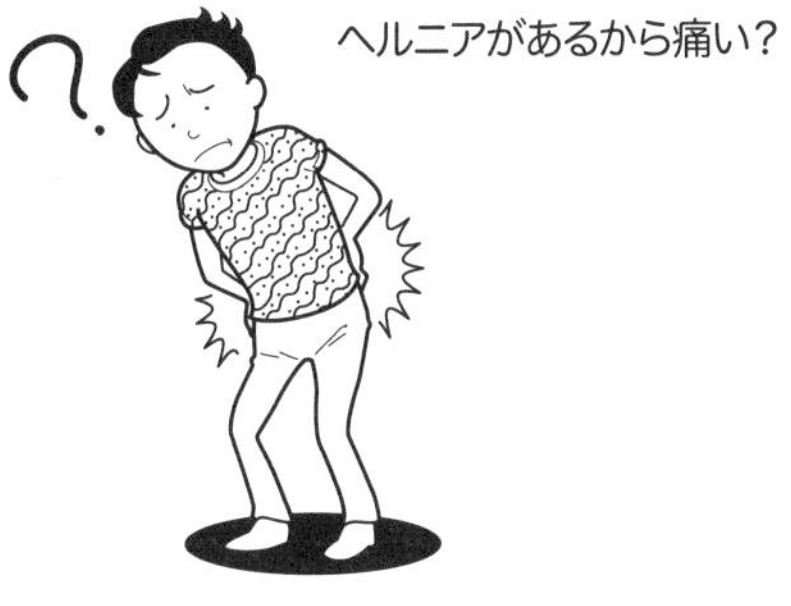

てしまうのが椎間板ヘルニアです。後方やや斜めに飛び出した椎間板が、背骨から出ている神経根を圧迫し、それによって痛みやしびれが起こると一般的に説明されます。

このように説明すると、敏感な神経に出っ張った椎間板が触れるのだから痛いはずだ……とイメージしやすいと思います。

しかし神経というのは剥き出しで体内を通っているわけではなく、刀の鞘《さや》のような、かなり頑丈な組織によって周囲が覆われています。電線がビニールの絶縁体にくるまれているのと同じです。神経根というのは、そんな神経がたくさん集まって、束になって背骨から出てきているのです。

一方、椎間板というのは、先ほど「水枕のような」と表現しましたが、実際にはもっとぐにゃぐにゃの、クラゲのようなものです。そのような、ぐにゃぐにゃの物質が神経をおおっている「硬い鞘の束」に多少接触したとしても、さほどひどい腰痛や神経痛にはつながらない、と考えるのが自然ではないでしょうか。

また、椎間板ヘルニアと診断された腰痛も、急性期をしばらく安静にしていれば、それだけで痛みは軽くなるものです。もしも、出っ張った椎間板が神経にぶつかって痛いので

神経はかなり頑丈な組織によって
周囲がおおわれている

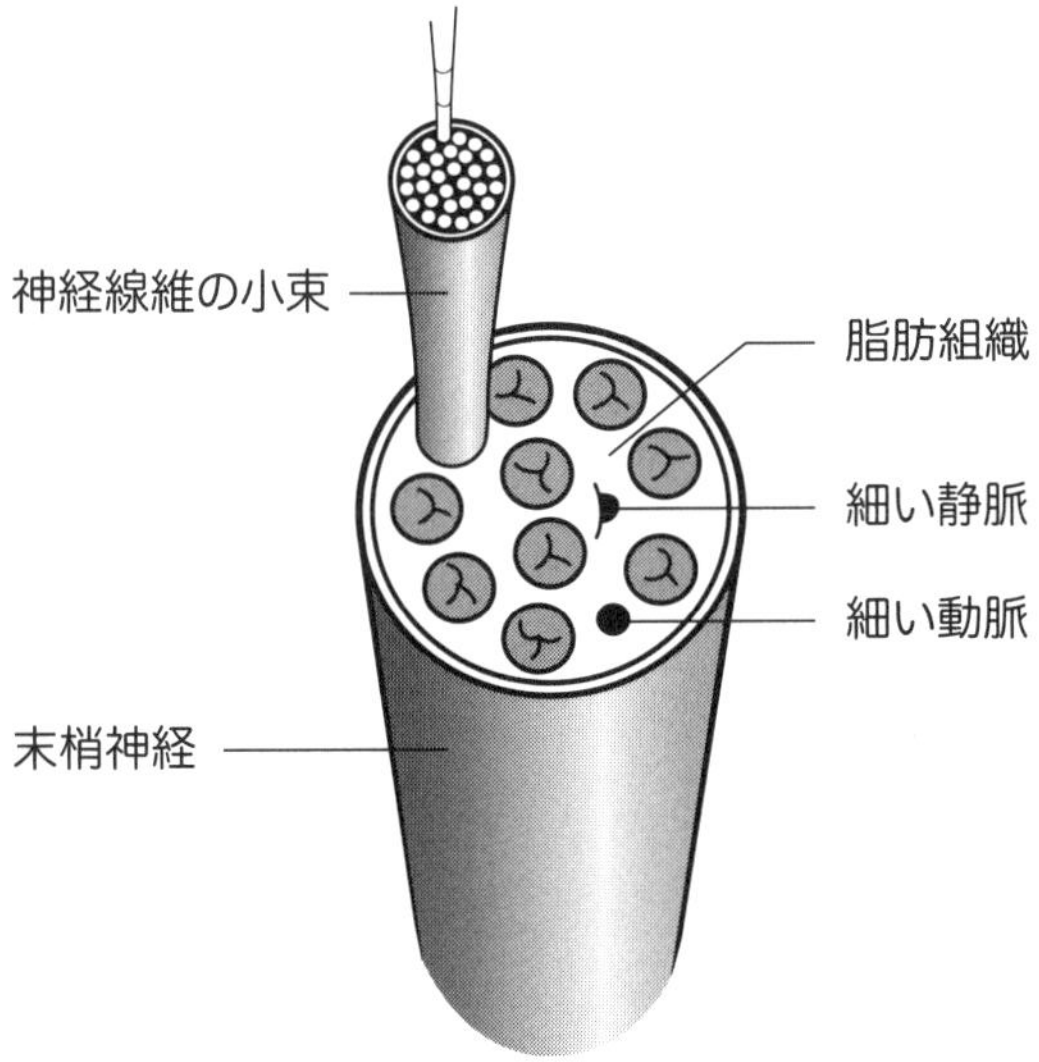

あれば、安静にしていようが何をしていようが、その痛みはずっと続くはずではないでしょうか。

腰痛で受診して、椎間板ヘルニアと診断されたが、手術もしないのに自然に良くなってしまった、という患者さんはたくさんいます。しかし、再発を繰り返し、病院では治らないからと言って当院へやって来るのです。そこで腸腰筋への施術を行うと、ほとんどの患者さんの痛みは取れます。

このような事実が物語っているのは、椎間板ヘルニアは腰痛とは直接関係がない、ということではないでしょうか。

先ほど紹介したSさんの場合、出っ張っていたヘルニアが、腸腰筋を治療したことで引っ込んでしまったのです。これも珍しいことではありません。「手術して切り取らなければ治らない」と言われていたヘルニアが、当院で数回、腸腰筋の施術を受けただけでなくなってしまうというのは、よくあることなのです。

それは、腸腰筋の疲労（緊張）が椎間板ヘルニアの原因にもなっているからです。腸腰筋というのは、外から触れることができないし、意識することも難しいほど腹部の深いところにあります。しかし、常に働いている筋肉のなかでも比較的大きな筋肉群です。

筋肉というのは疲労すると収縮する性質を持っているので、腸腰筋（特に大腰筋）が疲労し、硬く収縮していると、腰椎は正常な状態を維持するのが難しくなります。胸椎から始まって腰椎を通り越して大腿骨までつながっている腸腰筋が収縮すれば、腰はお年寄りのように曲がりやすい傾向になるわけです。

腰が曲がると、前述したように、腰椎の椎間板は押しつぶされます。椎間板の内部は水っぽい組織ですから、押しつぶされた部分は圧力を受けて移動します。こうして、圧迫された椎間板はヘルニア化してしまうのです。

腸腰筋の緊張を解けば、この椎間板を圧迫する力がゆるみますから、ヘルニアも自然にもとに戻ります。

大腰筋の収縮がヘルニアを引き起こす

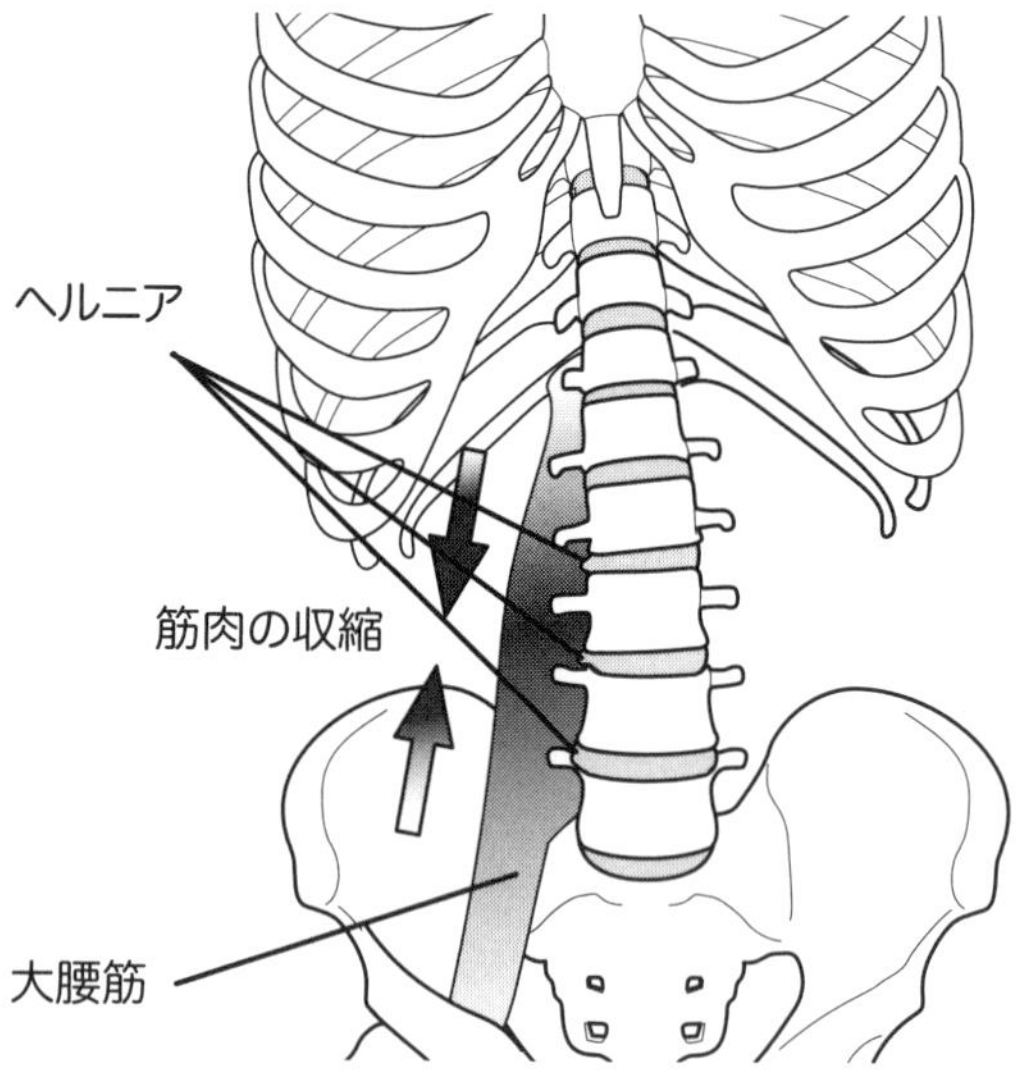

症例

椎間板ヘルニアは手術をしても治らない？

この私の推理が正しければ、いくら椎間板ヘルニアの手術を受けても腰痛は治るわけがない、ということになります。それはいくらなんでもオーバーだろう、そんな声も聞こえてきそうです。

しかし実際、私の治療院には、ヘルニアの手術を受けた人、再手術まで受けた患者さんがたくさん来ます。もちろん、腰痛が治らないから来院されるのです。

Eさんは、青果市場で働く50代の男性です。30代前半に「ギックリ腰」で動けなくなり、それ以来、腰痛がクセになってしまいました。

痛みが出るたびに病院で牽引をしていましたが、効果は一時的で良くなりません。痛みは少しずつ悪化していき、とうとう週に一度の神経ブロックを受けなければ仕事ができないようになりました。神経ブロックというのは、痛み止めの注射です。

確かに注射をしてもらうと痛みはスッと消えますが、そのあと2時間ほどは動けなくなってしまったそうです。麻酔のようなものですから、当然です。

やがて、椎間板ヘルニアが発見されました。完治させたい一心で、Eさんはヘルニアの除去手術を受けました。入院期間はリハビリも懸命に行いました。

しかし、退院して仕事に復帰しても、腰の痛みは消えてはいませんでした。結局、また痛み止めでごまかす毎日が戻ってきました。

手術前と同じような辛い痛みに、Eさんは希望を失いかけ、かなり落ち込んだ精神状態になったと述懐しています。当院にやって来たのは、そんな苦悩のなかでした。

結果的に、3回程度の施術で腰痛は消えました。Eさんを数十年も苦しめてきた腰痛の原因は、単純な腸腰筋の疲労だったのです。

腸腰筋症候群による腰痛は、実は単純な原因によるものですが、患者さんも医師もその筋肉のことをまったく意識していないので、誰もその悪いところに手をつけられません。また、一度痛めた腸腰筋は、同じ生活を繰り返している限り、なかなか自然に回復することもないようです。

それで病院を転々としたり、手術を受けたりしてしまうのですが、ほとんどの腰痛の真相は、腸腰筋の疲労にあったというわけです。

症例

腸腰筋の調整で脊柱管狭窄症の手術を回避

慢性的な腰痛で受診したときに言われる病名として、椎間板ヘルニアと同じように多いのが「脊柱管狭窄症」です。

脊柱管狭窄症というのは、病院の説明では、さまざまな原因で背骨の内部を通っている神経の通り道が狭くなって、神経が圧迫を受け、それによって腰の痛みや足のしびれ（腰痛や座骨神経痛）といった症状を引き起こしている状態です。

病院では、原因は「加齢」、つまり「年のせい」であり、手術をしなければ治らないと説明されます。症状がひどくなければ、薬で対症療法、ということになります。

しかし、この脊柱管狭窄症も、当院にやって来る患者さんは、腸腰筋の治療によって改善し、自然に治っていきます。

このような病気の原因として「加齢」があると言われています。年齢を重ねればどのような病気もリスクが高くなります。しかし、すべての高齢者がその病気になるわけではありません。

どんなに腰が曲がっていても、腰痛など経験がない、という高齢者はたくさんいます。年を取れば、ほとんどが脊柱管狭窄症になるのかといえば、そんなことはありません。「年のせい」という言葉は医師の逃げ口上で、本当の原因がわからないか、見つけようとしないかのどちらかではないかと私は思います。

腸腰筋の状態が改善すれば「脊柱管狭窄症」と診断された患者さんの症状も良くなっていくわけですから、緊張した腸腰筋によって腰椎が強い力で引っ張られている、と考えるのが自然でしょう。そのような診断がなされないのは、何度も述べているように、医師がほとんど筋肉に注目しないからですし、そもそも病院では患者さんのそのときの筋肉の状態を診察することができないからです。腹部の深部にあって患者さんの意識にさえ届かない腸腰筋であればなおさら、というわけです。

当院にやって来る患者さんのなかには、脊柱管狭窄症の手術を迷っている方も珍しくありません。Fさんは40代の女性です。朝起きて洗面所で腰をかがめてシャンプーをしてい

神経圧迫から「しびれ」が出てくる（?）
脊柱管狭窄症

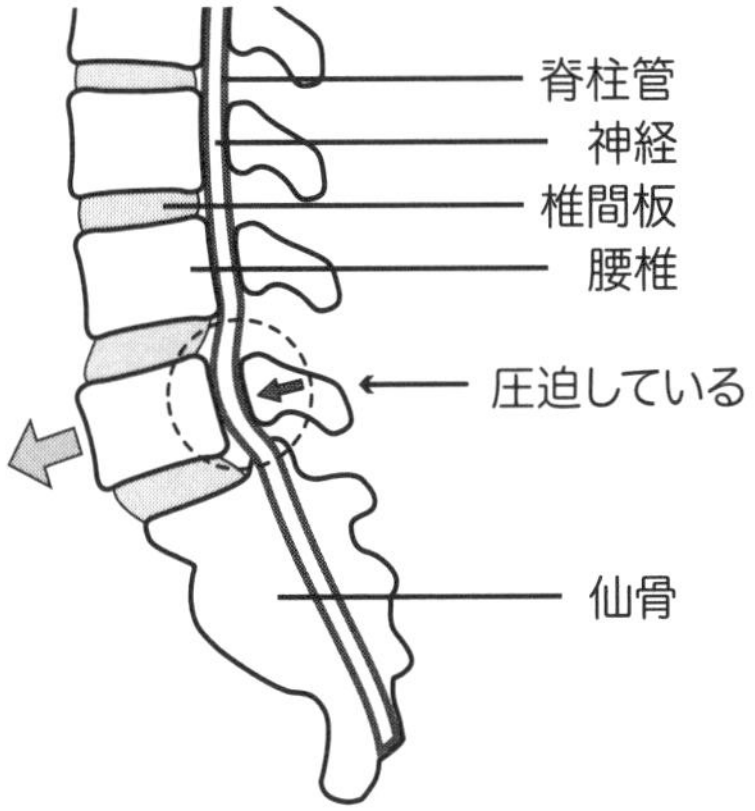

上から見たところ

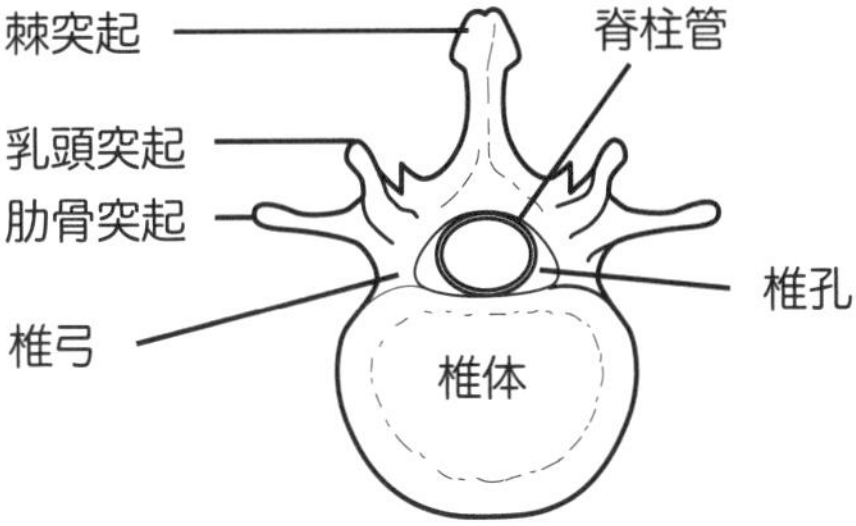

たときに腰を痛め、それがきっかけでひどい腰痛持ちになってしまいました。スーパーで買い物をした帰り道などは、１００メートル歩くごとにうずくまってしまい、歩いて5分の道のりも30分近くかかってしまうほどだったそうです。

Ｆさんは心臓の主治医に相談し、脳神経外科で診てもらうことにしました。そして、ＭＲＩなどの検査を受け、下された診断が「脊柱管狭窄症」でした。やはり、最終的には手術でしか治らないが、軽ければ薬で痛みを散らす、という説明です。

しばらく痛み止めを飲んで様子を見ることにしましたが、Ｆさんの腰痛は悪化するばかりでした。やがて、電車で20分ほど立っていると耐えられないほどの痛みに襲われるようになり、生活に支障をきたすようになりました。とうとう手術が検討されました。

手術を行うには、一時、服用している心臓の薬をやめなければなりません。それは大きなリスクだったのですが、心臓のほうの主治医とも相談して、結局、脊柱管狭窄症の手術を受けることに決まったのです。

Ｆさんが知人から聞いて当院を訪れたのは、手術の日程も決まり、その当日を待っているときでした。

Fさんのお話をうかがい、筋肉の状態を診ると、やはり腸腰筋のようでした。

私は、手を当てるだけでその患者さんの腸腰筋の状態がわかります。また、腸腰筋の上に手を当てていると、疲労と緊張がある場合は患者さんにかなり強い痛みが出るので、それではっきりとわかります。

Fさんも、施術を始めてすぐに痛がりました。その痛みは間もなく落ち着いて、全身が温かくなりました。腸腰筋の上に当てている私の手にも、強い熱感が感じられます。悪いところが良くなろうとして、循環が良くなっているように感じられます。

こうしてたった一度の施術が終わると、Fさんの腰痛はそれだけでかなり楽になったようでした。しかしFさんは半信半疑で、まだ手術は受けるつもりのようでした。

ところが、5回ほどの施術を終えてみると、Fさんの激痛はすっかり影をひそめ、生活に支障がなくなったのです。それで、まさに数日前に手術をキャンセルしたそうです。

Fさんは、良くなってからも月に一度は来院してコンディションを整えていますが、腰痛が再発することもなく、元気に暮らしておられます。

症例

交通事故がきっかけの腰痛も……

交通事故のあとで、原因不明の痛みやしびれが残ることもよくあります。例によって病院では骨の画像だけを頼りに原因を探ろうとしますが、異常は見つかりません。ムチ打ち症の場合には、仮病のように思われてしまうこともあります。しかし、ほとんどの患者さんは仮病をしてまで病院通いをするほどヒマではないと思います。

原因がわからないのは、たいてい筋肉の問題です。それは単純に、筋肉の非常に微妙な状態が病院では「わからない」からです。

交通事故にあえば、誰でも少なからぬ精神的ショックを受けます。少量の出血を見ただけでも、貧血で倒れてしまうようなこともあります。その精神的なショックは、間違いなく筋肉の緊張につながっています。

事故の瞬間に物理的な力を受け、また精神的なショックも重なり、どこかの筋肉に、ほんのちょっとしたおかしな緊張が張りついてしまう。レントゲンではもちろん、触れてもわかりません。そんなささいな筋肉の緊張がさまざまな痛みを引き起こし、骨格を微妙に狂わせる。しびれ、めまい、頭痛など、いろいろな症状を全身に引き起こしていく。こうして、交通事故をきっかけに慢性的な痛みを長年にわたって背負ってしまう患者さんがたくさんいます。特に首と腰が多いようです。

ある有名なプロサーファーが、知人に紹介されて来院したことがあります。彼も数年前の交通事故以来、腰痛に悩まされていました。腰から背中にかけていつも張っている状態で、痛みと疲れが取れません。悪いときは左足全体にしびれを感じ、歩くこともできなかったそうです。

整形外科を二軒受診しましたが、当初は原因がわからず、痛み止めと湿布で症状をごまかしていました。

しかし、いっこうに良くなりません。仕事でもあるサーフィンのほうにも支障をきたすことが多くなったので、しっかり原因を突きとめて治療しようと決心し、大きな総合病院で精密検査を受けました。

診断結果は「脊椎分離症」でした。背骨の後ろ側に羽根のように伸びている「椎弓」という部分に亀裂が入っている、と言われたそうです。ただし、脊椎分離症というのは若いころから激しいスポーツをやっている人に起こりやすく、サーフィンをやり続けてきた彼の障害が交通事故によるものかどうかはわかりません。

治療方法としては、痛みを抑えてリハビリを行うくらいしかないと言われ、再び対症療法の治療を続けました。しかし、やはり良くなることはありませんでした。それで知人から紹介されてやって来たのです。

最初の施術のとき、腸腰筋のある腹部に手をやると、やはりしばらくして急に痛がりました。腸腰筋症候群です。おそらく、脊椎分離症のほうは痛みの原因ではないと考え、腸腰筋への施術を続けました。結局、3回目の施術が終わったときには長年の痛みから完全に解放されていました。

第 3 章

股関節手術を受けてはいけない理由は、「股関節痛」など存在しないから

患者さんの人生を左右する、股関節の手術

以前から、当院には「股関節痛」を訴える患者さんが驚くほど多く来院されます。

しかし、文字通りの股関節痛なんて本当は存在しません。それは実は、腸腰筋という筋肉の痛みです。このことは、前章までの説明でご理解いただけたかと思います。

腰痛も膝の痛みも同様で、関節（骨）の痛みではなく、腸腰筋をはじめとした関連する筋肉の痛みです。

知覚神経のない骨は痛みを感じません。軟骨がすり減って関節の骨がぶつかるのは好ましいことではありませんが、それと痛みとは別です。痛みを治したいのなら、骨や関節をいくら治療しても治りません。痛みを引き起こしている筋肉や靱帯、関節周囲の組織に目を向けなければならないのです。

ですから、腰痛、膝痛、股関節痛で関節（骨）の手術を勧められても、決して安易に受けてはいけません。手術によって、決して戻らない「障害」を受けるだけだからです。

特に「股関節痛」で整形外科を受診して「治療法は最終的には手術しかありません」と医師から宣言され、さらに手術を勧められて迷っている患者さんにとって、当院は一縷の望みとなったようです。

それは当然でしょう。人間の身体で最も大きな股関節の手術は何時間もかかる大変な手術ですし、経済的にも大きな負担がかかります。

また、リハビリ後も完全に以前の健康な状態に戻れるわけではありません。関節の可動域（動く範囲）は手術前に比べて小さく、以前のように自由に動き回ることはできません。若い人でも杖が必要になったりします。程度の差はあれ、残りの人生をずっと障害とともに生きていく可能性が大きいのです。

当院には、北海道や九州からわざわざやって来られる方も少なくありません。「股関節痛」で手術を勧められて絶望を感じているからこそ、「もしかして」の気持ちで来られるのです。患者さんにとって股関節の手術というのは、それほど重大な問題なのです。

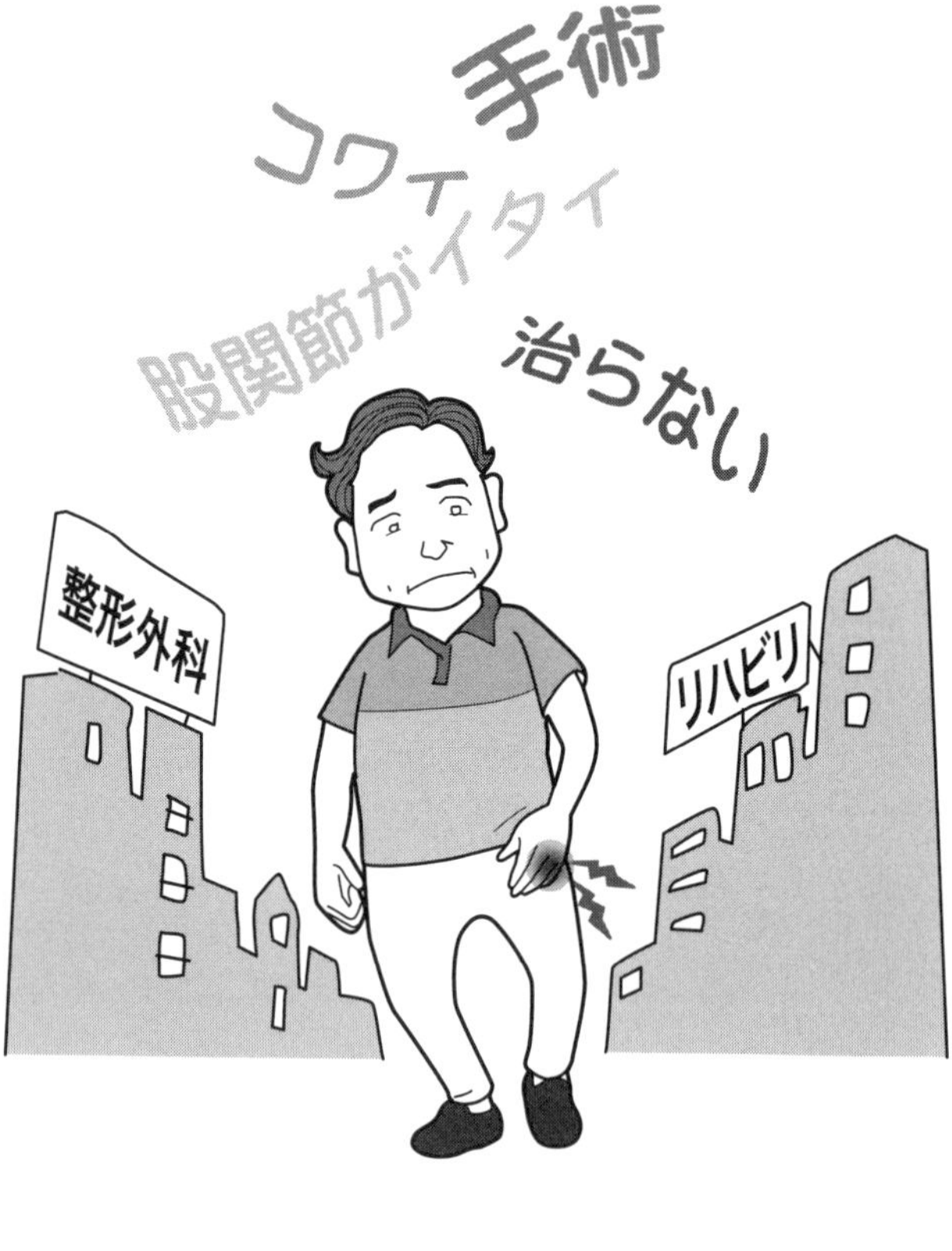
手術
コワイ
股関節がイタイ
治らない
整形外科
リハビリ

自分の身体で経験すれば、健康常識のウソが理解できる

当院にやって来た「股関節痛」の患者さんは、それでもまだ私の言うことを完全に信じているわけではありません。半信半疑です。

それも当然でしょう。神奈川県の茅ヶ崎で、困っている患者さんのためだけにやっている治療院の院長の話よりも、先端技術を誇る大病院の先生が言っていることのほうが信用できると考えるからです。

医療や健康常識は、科学によってつくられていなければならないと、医学は考えます。科学者だから、証拠がなければ「正しい」とは言えないからです。しかし、科学はすべての自然現象を説明できるわけではありません。医学も同様で、むしろ生理も病理もわからないことだらけです。

それなのに、多くの人は科学にもとづいているというだけで、医学的な常識を疑いもなく信じてしまっています。健康常識のウソというのは、そういうところから生まれている

のです。

「股関節痛」が股関節自体に原因があるということも、今や当たり前すぎる常識になっています。医師が自信をもって診断して、股関節を人工物に入れ換えるというような大変な手術まで行っているのだから、間違っているワケがない、というわけです。

私はそんな半信半疑の患者さんに、まずは言葉で説明します。

「それはおそらく股関節が痛んでいるのではなく、そこにつながっている腸腰筋という筋肉が痛んでいるだけ。すぐに痛みは取れますよ」

もちろん、患者さんたちは「なんとかしてほしい」と思って来ているのですから、聞いてくれています。しかし、わざわざやって来たけれども、内心の奥底では「こんなところで本当に良くなるのかな」という気持ちも、その時点ではまだあります。

そこで、患者さんにベッドに寝てもらいます。そのあと5分もすると、患者さんは否応なく「これは本当に股関節の痛みではなかったのか」「自分の股関節は痛くないのだ」ということを理解し、初めて私の話を真剣に聞いてくれるようになります。

医学の説明よりも、自分の身体の感覚を信じることができるからです。

こうすれば、「股関節痛ではない」ことが確認できる

では、どのようなことをすると、患者さんが「股関節の痛みではなかった」ということを信じてくれるのか、簡単に説明しましょう。

私はまず、ベッドに横たわった患者さんの股関節を動かしてみます。両手で松葉杖をついてやって来る患者さん、車椅子で来る患者さん、歩くときに大きく跛行《はこう》（足を引きずって歩くこと）してしまう患者さんなどさまざまですが、どの患者さんもこの体勢で股関節を動かしても痛みを感じません。

骨には知覚神経がありませんから、たとえ関節に変形性股関節症などの疾患があったとしても、それによって痛みを起こすことはありません。「股関節痛」の患者さんの股関節を動かしても、痛くないのは当然です。

そして、次のやり方を家族の方に行ってもらい、自分の痛みが股関節ではなく筋肉から来ているものであることを確認することができます。

まず、仰向けに横になって、両膝を伸ばしてもらいます。腰の左右に骨盤の出っ張っている部分「腸骨」がありますから、その少し内側の腹部に片手を開いて置きます。先にも説明しましたが、「腸腰筋」という筋肉は骨盤内のかなり深い部分を通っていて、やがて手のひらに硬い筋肉が感じられます。それが腸腰筋です。

そこで止め、そのままじっと筋肉を感じているようにします。しばらくすると、患者さんに痛みが現れてきます。

その痛みはかなり強く感じたりします。患者さんが思わず大きな声（悲鳴）をあげることもあるほどです。その痛みこそ、患者さんや整形外科の先生が「股関節痛」と信じている痛みの源なのです。

この触診は、私だけが行える特別な技術ではなく、誰にでもできるようになります。

ただし、勉強と練習が必要なのは言うまでもありません。

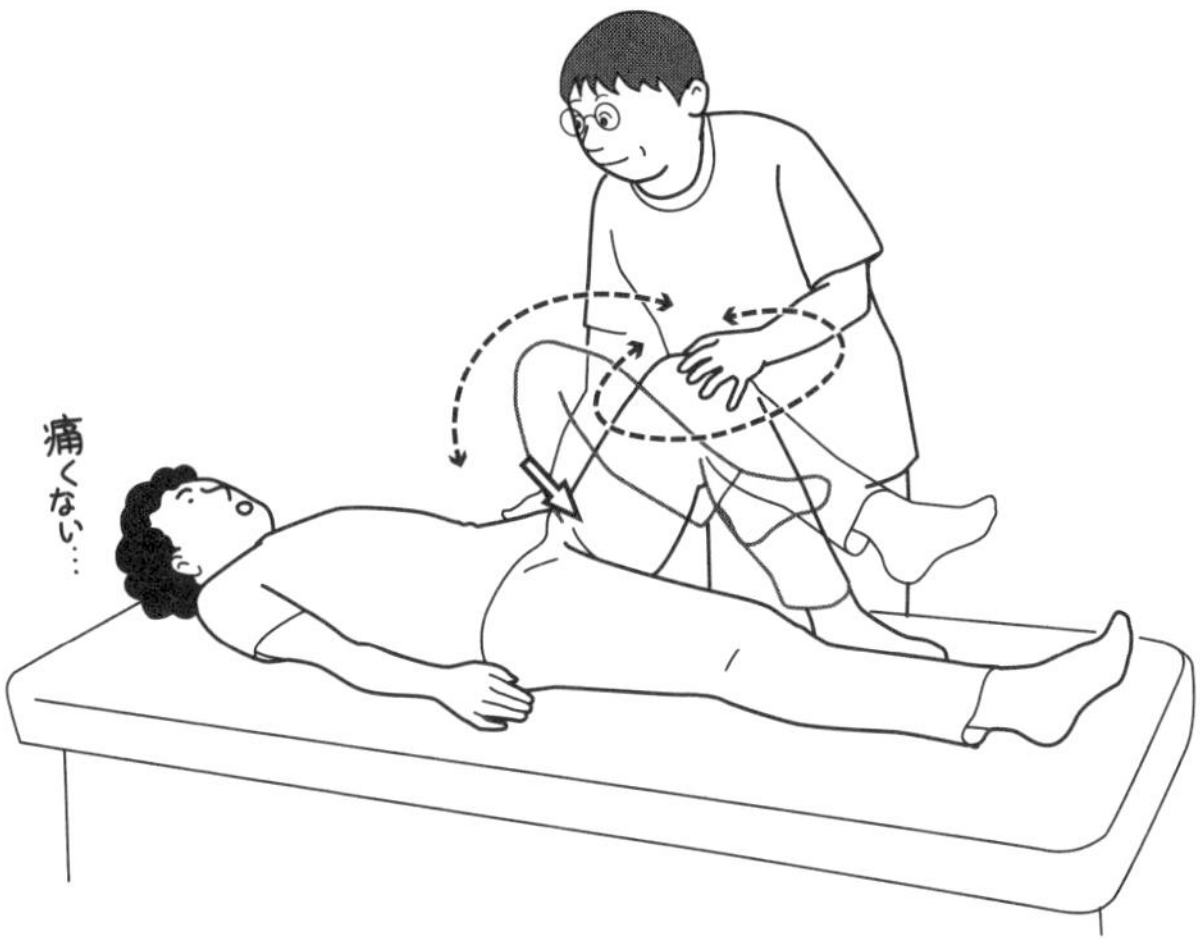

膝の上下動や回転で、股関節に痛みのないことがわかる

本当の痛みは骨盤の内側にある

患者さんは、異様な痛みに驚きます。そこで私は、患者さんに確認します。

「やはり痛みますか。これが、腸腰筋の痛みなんですよ。いいですか、骨盤（左右に出っ張っている骨）はここですよ。痛みは、骨盤の外側ではなくて内側ではないですか？」

「はい、そうですね」と患者さんは言います。

「では、股関節というのは、どこにありますか？　いいですか、股関節というのはここ、骨盤の外側に大腿骨がはまっているわけですよね。そこは痛くない。こうして横になってみると股関節が痛くないことがよくわかる。立って歩くと、これが股関節の痛みと錯覚されてしまうんです。でもそれは当然です。だって、『腸腰筋』なんて筋肉は、ふだん意識できないからね。あなたは股関節が痛いわけではありません。だから、手術なんて、したらいけないんですよ」

これで患者さんはほとんど納得してくれます。

それから1時間ほど、痛む腸腰筋への施術を行います。

腸腰筋は、俗に「インナーマッスル」と言われるように、骨盤の一番奥（背中側）の深いところを通っている筋肉です。これを指圧やマッサージでほぐそうと思っても不可能ですが、「手当て療法」であれば可能なのです。

腸腰筋の柔軟性を取り戻すための治療法、少なくとも手技としては、手当て療法が最も効果的です。

「股関節痛」の患者さんは、腸腰筋の調整で良くなる

整形外科は、「股関節痛」の原因を見誤っているだけではありません。たとえ腸腰筋という筋肉の疾患であることがわかったとしても、その筋肉に対する効果的な治療法を持っていません。インナーマッスルである腸腰筋だけに限らず、もっと表皮に近い筋肉の疾患でさえ、整形外科はそれを治す技術を持っていないのです。

そのために、「股関節が痛いです」と受診した患者さんに対して、医師は骨しか写らな

いレントゲン撮影だけで診断を確定します。自分たちが手術でいじれる骨にしか、痛みの原因を求めようとしないのです。

百歩譲って、純粋に骨や関節に何らかの疾患があったとしても、整形外科は、その骨や関節自体の問題を根本的に治す良い方法を持っているわけではありません。

医師が行うのは、副作用が多くて治す効果の薄い薬物療法か、かえって患者さんの身体行動の自由を奪ってしまうことになる手術かのほとんどどちらかです。

「治す」というのは、本来の健康な状態に戻す、ということです。その意味では、整形外科の治療はいずれにも解決策にはなっておらず、救いはないというわけです。

では私はどうするのか、です。

私は、施術を行うことによって、「股関節痛」や腰痛の根本的な原因である腸腰筋の緊張をゆるめようとします。声をあげるほど痛がっている患者さんには少しガマンしてもらって、腸腰筋への手当てはさらに続けます。

やがて患者さんの血流が良くなって、腹部から強い熱を感じるようになり、私自身の手のひらも熱くなっていきます。これを続けていると患者さんの痛みは少しずつ和らいでいき、間もなく感じなくなります。それとともに、患者さんはとても心地よいリラックス状態に入っていきます。なかには眠ってしまう方もいます。

こうして1回目の施術を終えた段階で、来院するときには両杖をつかなければ歩けなかったほどの「股関節痛」がほとんどなくなっていて、杖なしで歩けるようになる患者さんも珍しくありません。初診の患者さんに、本当に信用していただいて感激してもらえるのはこのときだと思います。

1回の施術で完全に痛みが取れない場合も、ほとんどの「股関節痛」は3〜4回で取れてしまいます。そのうえで、腸腰筋に疲労をためないような生活に注意していけば、「股関節痛」が再発することはありません。

私はなにも、ことさらに特殊な例を述べているわけではありません。「股関節痛」で来院する患者さんは、このような経過をたどって良くなるのです。

犯人は股関節なのか、腸腰筋なのか……。真実は一つ

くり返しますが、「それしか治療法がない」と股関節の手術を強く勧められていた患者さんのほとんどすべて（つまり当院に来院する「股関節痛」の患者さんのほとんどすべて）が、そのように自然に回復していく、ということです。

これだけたくさんの「股関節痛」の患者さんがやって来ても、本当に股関節のトラブルで痛みが起こっている人は皆無で、腸腰筋の痛みをカン違いしている人ばかりです。私が知る限り例外はありません。

これは、どういうことなのでしょうか。

つまり、「股関節痛」によって手術を勧められ、また手術を行った患者さんは、実は手術の必要（理由）などない（なかった）ということなのです。

現在、日本で年間7万件も行われているという人工股関節手術が「必要ない間違った手術」だったとしたら……。それは、きっと大変なことであるに違いないと、私には思えま

す。股関節自体の痛みというものが、あるのかないのか。

「股関節痛」の治療で、股関節を手術するのは間違っているのか、そうではないのか。「股関節痛」とは実は腸腰筋という筋肉の疲労による痛みであって、その筋肉の回復をうながすことで痛みがおさまるというのは本当なのか、ウソなのか。

ここで書いていることは、「事実」として私が知っていることです。しかしその事実は、あまりにも現在の常識や権威を否定するものですから、簡単には信じてもらえないし、また、だからこそ大変な問題なのだと私は思っています。

いずれにしても、真実は一つです。どちらかがウソをついている（間違っている）ということだけは確かです。

私は当院で数多くの「股関節痛」の患者さんを診てきた経験から、「股関節が痛んでいるわけでないことは明らかだ」という事実を主張しているにすぎません。

患者さんにとって、これは決して「どっちでもいい」問題ではありません。痛みの原因（痛んでいるところ）の診断が真っ向から異なっているわけですから、根本的な重要事です。

徹底的な議論と研究によって、どちらが正しいのかをはっきりさせるべき重大な問題と言えるでしょう。これを公平に明らかにしようとする土俵に、現代医学の専門家の先生方に乗っていただけたらと私は願っています。それが何よりも、今後の患者さんのためになると考えるからです。

腸腰筋を知らなければ、そこが痛いとはわからない

何度でも強調しますが、「股関節痛」の正体は、股関節の痛みではありません。腸腰筋という筋肉の痛みを、股関節の痛みとカン違いしているだけです。患者さんばかりか、医師も気づいていない、とんでもない「常識のウソ」です。このようなカン違いは、普通は起こりません。なぜなら、私たちはたいていの筋肉について意識できているからです。

たとえば、太ももの筋肉が痛い、ふくらはぎが痛い、背筋が痛い、腹筋が痛い、そういう痛みを骨の痛みと間違えることはありません。

それなのになぜ、腸腰筋の痛みは「股関節痛」と感じてしまうのでしょうか。

それは、腸腰筋という筋肉が知られておらず、私たちの意識にものぼっていないからで

す。簡単に言えば、腸腰筋という筋肉が身体のどこかにあるということを知らないから、そこが痛いということがわからないのだと思います。

腸腰筋は、身体の深い部分を通っている特殊な筋肉です。そこがいくら痛んでいても、そういう筋肉が自分の身体にあるということを知らなければ、「そこが痛い」とは気づきません。そして、痛みの意識は、自然に股関節に行ってしまうのです。

患者さんが「股関節が痛い」と言えば、骨しか診ない整形外科の医師は、関節に疾患を求めます。レントゲンを撮影して、無関係な疾患を見つけ、冤罪を着せてしまう、ということになっています。

実は、患者さんの多い腰痛も同様です。腰痛のすべてと言ってよいほどのケースが、「腸腰筋」の痛みです。椎間板ヘルニアであっても、その痛みの原因は腸腰筋の緊張によるもので、手術など必要ない場合がほとんどです。

自分の身体なのに、なぜこのようなカン違いが起こるのか。不思議に思えますが、よく考えてみれば私たちは自分の身体について何もわかっていません。知識として、情報として、自分の身体について知っているだけです。

腸腰筋という筋肉は重要な働きをしているにもかかわらず、一般的な情報として私たちの頭に入っていないので、股関節の痛みとカン違いしてしまうのです。それに、骨に痛みの原因を求める病院が、治療を迷走させているのだと私は考えています。

安静にしているのに、なぜか痛みはどんどん強くなる

肩こりの人は、肩を軽くマッサージしてもらうと気持ちがいいと言います。それは、マッサージによって血液循環が促され、筋肉内にたまった疲労物質が多少なりとも流れてくれるからです（肩こり症の人はそうなるような心身の生活環境を持っているので、マッサージしたくらいではすぐに再び疲労物質がたまって痛みが戻ってしまいますが……）。

しかし、腸腰筋の疲労はそうはいきません。だいたい、多くの人が腸腰筋の存在自体を知らないわけですから、腸腰筋が痛いなどということはまったく意識にありません。

知っていたとしても、こんなに深いところにある筋肉は、誰かにマッサージしてもらうこともできません。歩けば痛いですから、腸腰筋は使われなくなってしまい、循環はさら

に悪くなって症状が悪化します。

肩こりは、軽い体操をすると少し軽くなります。ほかの筋肉でも、疲労して緊張しているときは、少し動かしたほうが回復は早くなります。それは、筋肉が軽く収縮するとポンプの働きでたまっていた古い血液を押し出し、新しい血液を入れられるからです。それによって疲労物質が流され、回復のための酸素や栄養をたっぷり含んだ新鮮な血液が供給されるのです。

今は「股関節痛」で病院へ行くと、「もっと運動をしなさい。筋肉をつけて鍛えましょう」と言われることが多いようです。しかしそれも程度問題です。

患者さんの中には、「医者に言われた」と、歯を食いしばって散歩や運動に励む人もいるようですが、無理は禁物です。無理な運動を続ければ、どんどん疲労もたまっていきます。痛みも強くなるでしょう。そして最後は、理不尽な手術に追い込まれるという悪循環に陥ってしまうのです。

何度も言いますが、痛みの本当の原因は、筋肉（腸腰筋）の疲労にあります。疲労を重ねるようなことをしてはいけません。痛みが取れて、きちんと治ってから普通の動きをしてください。日常生活の動作以上のことを無理して行うのはやめた方がいいと私はアドバイスしています。

どうしても良くならない「股関節痛」の患者さんが来た！

私は、いま述べていることについては自信があります。誰が来ても負けないと思っています。いずれは世の中の常識をひっくりかえして、「股関節痛」や腰痛で困っている患者さんを無駄な手術から救いたいと、大それた考えを持っています。「それはできる」と思っているのです。

なぜ私がこれだけ自信があるかというと、来院される患者さんは、ほとんどが自分が思い描いたとおりの状態であり、その見立てどおりの施術を行えば確実に回復していくという事実（実績）があるからです。

特に腰痛と「股関節痛」は、ほとんどすべてが腸腰筋の施術によって取れていきます。これまで数え切れないほど多くの患者さんを診てきて間違いないのですから、いかに控え目な私でも自信を持ってしまう、というわけです。
ところが、あるとき、どうしても良くならない「股関節痛」の患者さんが来ました。確かに腸腰筋が張っていて、施術するといったんは良くなりました。しかしすぐに痛みがぶり返してしまうのです。これは、本当に苦労しました。

症例

腸腰筋プラス閉鎖筋が傷んでいる場合も

Bさんは60代の女性です。息子さんは有名な大学病院の麻酔科に勤めているそうです。このBさんが「股関節痛」でほとんど歩けない状態になってしまいました。たまたま私の前著を読んで、来院されたのです。

Bさんの腸腰筋はたしかに緊張していて、施術したあとは「股関節痛」もかなり楽になりました。やはり股関節とは無関係で、腸腰筋症候群なのです。

しかし、なかなか治りきることがありません。施術後は良くても、数日経つとまた痛み始めます。

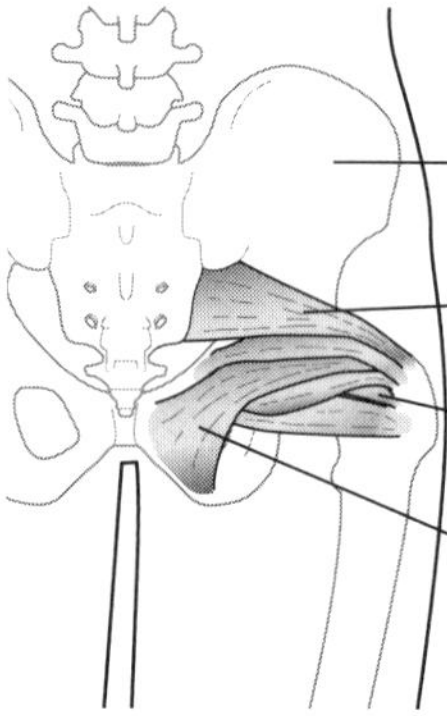

「股関節痛などない」とはっきり言っている手前、意地でも痛みの本当の原因をつきとめ、患者さんを痛みから解放させてあげなければなりません。私はBさんの「股関節痛」のことで頭がいっぱいになっていました。

腸腰筋以外のどこかの筋肉が痛んでいることは、わかっていました。あれでもない、これでもないと、かなりの時間をかけて試行錯誤しました。可能性のあるいろいろな部分に施術を行ってみたのです。

腸腰筋が主犯であることはわかっているのですが、共犯者がどこかに隠れている……。その有力な候補が、閉鎖筋という、骨盤が開かないようにしている筋肉でした。太ももを外に回旋する動きにも使われます。非常に軟らかい筋肉で、お産のときにはこれが伸びて産道が確保されます。お産のあとは、自然に本来の状態に戻ります。

この患者さんの場合も、閉鎖筋がかなり疲労していました。この閉鎖筋の近くには、腰仙骨神経管、仙骨神経叢、大腿神経などたくさんの神経が通っています。閉鎖筋が緊張してこれらの神経を圧迫することで、強い痛みが現れていたのです。

「閉鎖筋」の問題を発見したのは、比較的最近のことです。このように、多くの患者さんの症状を診ているうちに、「つるた療法」も進化していくのです。

症例

2週間後の手術をキャンセル、痛みはなくなった

閉鎖筋が腸腰筋の共犯者となって「股関節痛」を起こしているケースは、実は少なくないということがわかってきました。少し患者さんの例を紹介しましょう。

Dさんは、東京在住の60代の女性です。私の本を読んでやって来ました。以前から「股関節痛」で病院に通っていましたが、最近になって悪化して、歩けないほど痛みが強くな

りました。医師から人工関節の手術を勧められ、2週間後に手術の予定を入れていました。

そんなときに私の本を読んで、「やっぱり」と思ったそうです。というのは、この患者さんの周囲にも、手術をしても「股関節痛」が取れない知り合いが何人かいたからです。おまけに、原因はわかりませんが、手術後1週間で亡くなられてしまった方がいたそうです。その方は近所の方で親しかったので、Dさんにはショックだったようです。

当院にやって来たときは、両手に松葉杖をついて支えられながら片足だけで歩いてきました。横になってもらって腸腰筋に触れると、当然のように硬く緊張しているのがわかります。さらに、閉鎖筋を調べると、ここも強く引きつったように疲労していました。

その最初の1回目の施術で、痛みはだいぶ楽になりました。それでDさんは股関節が原因ではないと確信し、手術の予定をキャンセルする決心をしたようです。

それから週1回ずつ通っていますが、回復は順調で、その後、痛みはほとんどなくなっています。松葉杖ではなく、かわりにオシャレな杖をついておられます。歩く筋肉が衰えていますから、転ばないための杖です。

大きな手術を回避でき、対症療法を受けることもなく痛みをコントロールしながら生活できるというのは、患者さんにとっては何より素晴らしいことで、それで解決なのです。

症例　共犯の閉鎖筋が、かなり悪いことをしていた

Gさん（59歳・女性）は、東京の湾岸部に近いところにお住まいです。
「股関節痛」がひどくなったので整形外科を受診すると「臼蓋形成不全」と診断されました。医師から「大腿骨頭がおかしいから、これは手術しかないね」と言われ、Gさんも手術を受ける決心をしました。

手術前には、さまざまな検査が行われます。また、二度にわたって、輸血に使うための血液を採取されると説明されたそうです。

手術日が決まり、もう一度採血をして最終的なＭＲＩ検査を受ければあとは当日を待つばかり、という段階になっていました。

そんなときに、Gさんの息子さんが私の本を読みました。

Gさんは、手術をイヤがっていました。自分の大腿骨を切り取って人工の骨を嵌め込む

という大手術で、大きなダメージが残ることはわかりきっているので当然でしょう。人工股関節の手術を行う人は、みんなやりたくないけれども、「それしか方法はないから」と言われ、仕方ないからということで受けるのです。

そんなお母さんの様子を見ていた息子さんは、私の本を読んで「ここに大変なことが書いてある」と思ったのでしょう。さっそくGさんに伝え、最後の採血と検査の前に茅ヶ崎の私の治療院に行ってみたらどうかと勧めました。

Gさんのご主人は、当初は息子さんの言うこと（つまり私の主張）を信じていなかったようです。大病院の医師が「手術しかない」と言っているのに、そんな治療家の言うことを信じて、もしも間違ったことになったら大変だと考えたのでしょう。それも当然です。

手術を受けさせたいご主人は、「茅ヶ崎へ行くのは二度目の採血と検査を受けてからでいいじゃないか」と提案しました。大病院で二度目の検査を受け、医師から手術の説明を受ければ、もう手術をするしかなくなるだろうと考えたからです。しかし、手術を避けたいと思っていたGさんはご主人の提案を却下し、検査前に当院に来院したのです。ご主人がつきそいで一緒でした。

Gさんも、両脇に松葉杖を抱え、支えられながらタクシーを降り、ようやくという感じで施術室に入ってきました。かなり痛そうです。

すぐに腸腰筋を手当てすると、やはり緊張していることがわかり、やがて痛がりました。「股関節痛」の患者さんは腸腰筋のトラブルを抱えていることがわかっていますから、私は特に驚きもしません。

腸腰筋のほうはすぐに緊張がゆるみましたが、Gさんも閉鎖筋がかなり疲労していました。腸腰筋と閉鎖筋の共犯のパターンです。Gさんの閉鎖筋は強い緊張を持っていました。そこで、腸腰筋とともに閉鎖筋も入念にほぐしました。全部で1時間程度の施術でしたが、それだけでGさんの「股関節痛」はなくなり、杖なしで歩けるようになりました。Gさんは喜び、「もう手術は断ります！」と断言しました。ご主人も驚いていました。

ただ、一度固まった閉鎖筋はなかなか簡単に、完全にほぐれることはありません。1週間後の2回目に来たときは、やはり多少の痛みが戻っていたようです。

しかし、施術を行うごとに戻ってくる痛みは軽くなり、2か月弱で完全に杖なしで歩ける程度に回復しました。現在は、もう日常生活も不安はありません。

半信半疑だったご主人も、今では来院してよかったと、心から思っていただいているようです。

症例 手術の経験者に「やるもんじゃない」と言われて……

閉鎖筋が悪くて「股関節痛」を起こしていた患者さんを、もう一人紹介します。

Eさんは72歳の女性で、弟さんは外科のドクターだそうです。整形外科へ受診したら「手術をするしかない」と言われて観念したのですが、やはり手術はしないことに決めて当院に来られました。

なぜいったん決心した手術をやめたのかというと、たまたま病院で知り合った同年代の女性との話がきっかけでした。女性は車椅子に乗っていて、いつも旦那さんが後ろから押しておられます。その方もやはり「股関節痛」で、Eさんが出会ったときはすでに手術を行ったあとだったそうです。

その車椅子の女性は、「股関節の手術なんてやるもんじゃないです」とEさんに言いました。後ろにいたご主人もうなずいて、「あれはやっちゃダメです」と言ったそうです。それで怖くなって、とりあえず手術はやめることにして、当院にやって来たのです。比較的近いところだったので、こちらの評判は以前から聞いていた、ということでした。

歩けないくらいに痛かったようで、当院へは車椅子に乗って来ました。調べてみると、股関節を中心に腰から下肢の筋肉バランスが大きく崩れていました。腸腰筋と閉鎖筋の疲労と緊張が、その主な原因です。

腸腰筋のほうの緊張は、比較的簡単にゆるみました。しかし、閉鎖筋のほうはなかなか取れません。それでも、この女性の「股関節痛」は数回の施術でかなり軽くなっていき、間もなく歩けるようになりました。今はとても元気に暮らしているようです。日本各地を旅行していると、喜んでいました。

ストレスが、ガンコな痛みを引き止めていることが多い

患者さん本位に仕事をするということは、私たち治療家にとっては当たり前のことです。

それはつまり、患者さんの痛みを取ることを最大の目的とする、ということです。この基本的な姿勢を崩さず、誠実に患者さんの身体に対していくと、さまざまなことを勉強できます。それは医学の本を読んで勉強すること以上に有益な、生きた勉強なのです。

私は、「股関節痛」の奥深い部分を患者さんに教えていただいています。患者さんに教わり、患者さんに還元しているだけだと思っています。

そういう私の経験をまとめると、「股関節痛」はまず間違いなく腸腰筋が悪くなっているが、同時に閉鎖筋が疲労していることも多く、その筋肉が硬くなっている……ということです。これも一緒に回復させてあげることが大切です。

ところが、人間の身体というのは不思議なもので、あらゆることを施して痛みの原因はなくなったと思っても、患者さんの痛みが取れないことがあります。いや、これは実は決して少なくないケースなのです。

原因の多くはストレスです。ストレスは、身体の痛みと非常に深く関わっています。このことは、痛みを持っている患者さんと毎日対応している治療家なら、気づいている人も多いと思います。

今や、ストレスのない人はいません。慢性的な痛みで長年苦しんでいるような人は、精神的なストレスが改善のジャマをしているのかもしれません。

程度の差はありますが、誰もがストレスによって痛み（苦痛）をより大きく感じています。このことは、ほとんどの患者さんが気づいていません。それほどのストレスは自分にはないと考えていても、現実的にはストレスによって痛みを感じている人、あるいは痛みから回復しきれない人がたくさんいます。

私も、かなり前から患者さんの内面にあるストレスについて、強い関心を持ってきました。心理学などの文献も、かなり読み込んでいます。その成果を取り入れ、現在では患者さんのストレスをも、手当てによってコントロールし、取り去ることに成功しています。それは、私にとっても、極めて重要な武器になっています（次章で、その概略を述べます）。

腸腰筋、閉鎖筋、そしてストレス。ここまで調整することができれば、「股関節痛」は良くなっていくのです。

第 4 章

腰痛・股関節痛・膝痛の真犯人に挑む「つるた療法」の実際

深部の筋肉に作用するのが「つるた療法」の特徴

「腰痛」「股関節痛」「膝痛」と呼ばれている痛みが、なぜ実際には腸腰筋の痛みであるとわかるのか？

この質問の単純明解な答えが、次のものです。

「腸腰筋の緊張を十分にほぐせば、それらの痛みが取れるから」

私にはそれで十分ではないかと思います。たとえ多少の痛みが残ったとしても、普通の生活が可能になるまでに回復できるのならば、理屈はどうあれ手術などまったく必要ありません。それは患者さんも同じ考えであるはずです。

手術が個々の患者さんの心身に与える大きな負担について、医師はあまり考えていません。私が思うに、医師は自分たちで間違った病名を診断し、その病気を取り除くこと「だけ」を目的に、患者さんに手術を勧めます。医師は証明されている病気と治療法ばかり考えていて、実際に生きて生活している患者さんという人間そのものを見ていないのではないかと、私には思えてなりません。

医療は人のためにするのであって、医療従事者のためにするものではありませんから、私は患者さんを見るのが当然と思って仕事をしています。そんなことは言うまでもないことです。ですから、腸腰筋の緊張がほぐれることによって問題が解決するのであれば、それで話は終わりになるわけです。

本章では、その腸腰筋の調整のために私が行っている「つるた療法」がどのようなものなのかを説明したいと思いますが、実は私にもよくわからないことがあります。わからないことと言うよりも、説明できないこと、と言ったほうがいいかもしれません。

それでも患者さんのほとんどは痛みが取れ、私の施術によって意図通りの結果になっているのならば、この方法でよいのだと私は考えます。なぜ良くなるのかがわかればもっとよいのでしょうが、それはまだよくわかりません。むしろそれを明らかにするのは、私の仕事ではないと思っています。

したがって、医学的に考えれば説明が曖昧と感じられる部分が（特に西洋医学の先生方にとっては）あると思います。しかし、その「良くなっている事実」にだけは、目をつぶらないで（ないものにしないで）いただきたいのです。

私の感覚では、腸腰筋という身体の深部にある筋肉を調整するには、「つるた療法」が最適なのではないかと考えています。それは私が「神の手」を持っているから、などということではなく、基本的には誰にでもできることです。それくらい、人間の手には、人間の本来の自然治癒力を引き出す力があるのだと思います。

血流を良くして、身体全体のバランスを整える

西洋医学の医師が科学的な証拠を重視するのに対して、東洋医学の専門家やわれわれ代替療法の治療家は「感性」というものを重視します。もちろん医師も患者さんの気配を感覚的にとらえることは行っているでしょうが、治療家のその感性はさらに研ぎ澄まされているはずです。

とは言っても、理論的に「痛みを取ったり疲労を回復させたりするためには、患者さんをこういう状態にしたほうがいい」ということの基本的な指標が必要で、それは私にもあ

ります。

私にとって重大なのは、患者さんの持つ自然治癒力です。そして「自然治癒力は血液循環によって維持され、発揮されている」という単純な事実です。これは、私が主にリンパマッサージを行っていた時代から変わらない、私の基本です。

くり返しておくと、たとえば慢性的な痛みがなかなか取れないのは、痛みの原因となる物質（老廃物）が筋肉などの組織内にたまっているからです。ですから、それらをリンパと血液によって流すことができれば痛みも自然に取れます。

捻挫で整形外科へ行くと、湿布薬をたくさん出され、「動かしてはいけません。安静にしなさい」と言われます。しかし、その通りにしているとなかなか治りません。ひどいときは何か月も痛みが取れず、治ったと思ってもときどき激痛が起こったりします。それで当院にやって来る患者さんも少なくありません。

捻挫で整形外科へ行くとなぜ治らなくなるかというと、湿布薬も「安静」という指示も、結局は身体が持っている「血液を循環させる力」を衰えさせてしまうからです。

慢性化した痛みを取るためには患部の循環を良くさせなければならないのに、逆にわざわざ循環を悪くさせているのですから、長引くのも当然です。逆に「治らないようにさせている」ようなものです。

私が行っている施術の作用の第一は、「血液循環を良くする」という非常に単純なものだと思います。その強い作用が痛みを取り、全体のバランスを整えて本来の状態に回復させていく原動力になっていることは間違いないと思います。

今の医学が忘れてしまった「誰にでもできる民間療法」

患部に手を当てる「手当て療法」は、世界中で見られる民間療法です。テレビや雑誌などで見聞きしたことがある人は少なくないと思います。

痛いところに手を当てるのは、人間の本能的な動作ではないでしょうか。お腹が痛ければお腹に、腰が痛ければ腰に、自然に手が行くものです。誰かに教わった知恵ではなく、みんな反射的にそうします。

自分が患者になったときのことを考えても、手当ての不思議な力（科学的な数値では説明できない力）は確かにあるように思えます。自分のことを愛してくれている両親のような人から「手を当てられる」ことは、不安な気持ちに安らぎが与えられ、感じていた痛みも小さくなるものです。

このような「手の力」は、誰かが特別に持っている特殊能力ではなく、愛がある人なら誰にでも備わっているものだと思います。

あるいは、もっと物理的な力も、手にはあると思います。

ためしに、自分の手を身体の皮膚に直接、当ててみてください。部位によっては手のひらが冷たく感じられるかもしれませんが、しばらくそのままにしていると、やがて手のひらと身体の皮膚との温度差はなくなります。そしてさらに手を当てていると、今度は自分の手のひらが温かく感じられるようになります。

敏感な人は、少し意識して（集中して）手を当てるだけで指先にチリチリした刺激を感じます。おそらく、手先の血液が急に循環し始めているのだと思います。

手を当てれば温かくなるというのは誰でも知っている当たり前のことですが、よく考えてみると不思議な気がします。体温が逃げないために温かく感じるのかもしれませんが、私にはそれ以上の作用があると思います。

つまり、手から出てくる熱のエネルギーと身体が持っている熱のエネルギーが相互に反応して、1＋1以上のエネルギーになるのではないかということです。実際、施術中、私はそんな感じを受けています。

人間の熱のエネルギーというのは、細胞でつくられ、血液で伝えられるものです。組織の血液循環が悪くなれば、その上の皮膚も冷たくなります。お腹が痛いとき、腹部は冷たくなっていることが多いのですが、それは循環が悪くなっている証拠です。

手のひらを患部に当てると、手のひら側の循環も、当てられた患部側の循環も良くなるのだと私は思います。双方の熱を逃がさないだけでなく、何らかのエネルギーが働いて循環が良くなるような感覚です。

それが、私たちの「手」にもともと備わっている、自然治癒のためのパワーなのかもしれません。

腸腰筋の疲労が強い人ほど、「熱」を感じる

前述したように、腰痛もほとんどが腸腰筋の疲労によるものです。腰椎自体の椎間板ヘルニアという問題にしても、腸腰筋の疲労が深く関連しています。

つまり「股関節痛」と腰痛というのは、どちらも腸腰筋の疲労という同じ原因によって起こる「腸腰筋症候群」なのです。腸腰筋の痛みが腰に感じられるか、股関節付近に感じられるかで、腰痛になるか「股関節痛」になるかが分かれるだけです。

したがって、当院では腰痛治療も「股関節痛」治療も、まったく同じように腸腰筋の調整を行います。さらに言えば、腸腰筋の疲労は膝の痛みを起こすこともあるので、膝の痛みを訴える患者さんにも、同様の腸腰筋の調整を行います。それによって、それぞれの患者さんの痛みが取れていくのです。

ここで、少し詳しく腸腰筋への施術の実際を紹介しましょう。

患者さんには、仰向けに横になってもらいます。そして腹部の中心に近い大腰筋、また

は骨盤内の腸骨筋に手のひらを当て、ときに軽く圧迫します（大腰筋と腸骨筋をあわせて「腸腰筋」と言います。54ページのイラスト参照）。

指圧やマッサージのように、手を動かしたり指で押し込んだりはしません。見た目は、ただお腹に手を当てているだけのように見えます。

手を当てていると、腸腰筋の疲労が強いほど、その緊張が手のひらに強く感じられます。やがて手のひらに患者さんの脈動が感じられるようになり、手のひらの下にある患者さんの腹部が急に熱く感じられてきます。そしてその熱に呼応するように、私自身の手も熱くなっていきます。

患者さんは、腸腰筋のあたりが温かく感じられ、全身も温かくなって、リラックスします。しかし、かなり悪化している人は、この段階で強い痛みを感じることがあります。それでも施術は続けます。

施術中の私は、患者さんの腸腰筋に集中しています。手のひらが熱くなってしばらく続けていると、やがて患者さんの腸腰筋から何かが上がってくるイメージが感じられるようになります。重く、暗い、何かです。

その何かが、手のひらに吸いつけられてくるように患者さんの身体から上がってくるので、私はそれを患者さんの身体から引き出して、外に排泄させるようなイメージで、ゆっくりと手のひらを患者さんの身体から離していきます。手が離れたあとも、私の手のひらと患者さんの身体との間には、エネルギーが充満している感覚があります。

この手を離していくときにも、患者さんはひどく痛がることがあります。

こうした痛みはおそらく、痛みの物質が血液循環とともに流れていこうとしているときに現れるものと思われます。したがって、この痛みは施術がうまくいっている証拠と考えています。実際、施術中に突然の痛みが現れる患者さんは、施術後は風呂から上がったようなさっぱりした爽快感を覚え、痛みもまったく消えていることがほとんどです。

面白いのは、施術のあと、痛みだけではなく全身の筋肉疲労まで取れていることです。

腸腰筋は大きな筋肉ですから、その内部が鬱血《うっけつ》して循環が悪くなっていると、全身の循環にも悪影響を及ぼしているでしょう。特に腰から下の下半身の循環が悪くなり、足先が冷たくなったり、ふくらはぎがこったり、痙攣しやすかったりということも起こってくるはずです。

腸腰筋やその周辺でつかえていた血液循環がスムーズに流れるようになると、下半身から戻ってくる血液も滞りなく心臓に届き、全身がぽかぽかと温かくなります。そのために、全身的な疲労が取れるのではないかと思います。それが肉体的・精神的なリラックスにつながります。

そのためか、患者さんは施術後しばらくは、少し湯あたりのような疲労を感じることも多いようです。施術したあとは水分を十分に摂取し、できれば早めに眠るようにするとよいでしょう。

痛みがなくなれば、極端に安静にする必要はありません。しかし、痛くなくなったことが嬉しくて、翌日からついつい動きすぎてしまうという方が少なくありません。それが再発の原因になることがあります。

施術のあとの疲労感は少しずつなくなりますが、数日は残ります。その間は無理をしないように、栄養と休養（睡眠）を十分にとって腸腰筋回復のサポートをしてあげることが大切です。

副作用なく自然治癒力を上げる、自然な療法

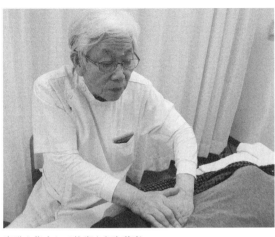

意識を集中して施術を行う著者

現在の医療には、本当に患者さんのことを考えたら、やめておいたほうがいい治療もたくさんあるように思えます。

一方で、医学的に効果が実証されていない（エビデンスのない）東洋医学や民間療法などの医療は、その実力が過小評価されている気がします。

最近でこそ、代替療法や民間療法を取り入れる医師が少しずつ増えてきているようですが、保険制度的にも医師の態度にしても、エビデンスのある医学的な医療以外は「ないもの」にさ

れているのが実情です。「インチキ扱い」されることも珍しくありません。

しかし、そもそも人間の健康状態は医学的にすべて解明されているわけではありません。心と身体の関係などは、ほとんどわからないと言ってもよいくらいです。そうした中で、副作用や後遺症が残るような現代医学の治療を、あえて「エビデンスがしっかりしているから」と神格化するのは危険だと私は思います。

昔から行われてきた民間療法などは、効果が実証されているわけではありませんが、一方で、効果がないということが実証されているわけでもありません。

効果があることが証明できないからといってそれを否定するのは、医学の傲慢にほかならないでしょう。

私は、一人でも多くの「股関節痛」の患者さんが、間違った治療によって身障者手帳をもらうことにならないように、「つるた療法」を広めたいと考えています。

この療法のメリットをあげれば、以下のようになります。

●メリット①「副作用」がない

患者さんの身体に手を当てるだけですから、薬の副作用や手術の後遺症のような危険はありません。

前述のように、良くなるときに一時的に痛みが出ることがありますが、それは身体が治ろうとする生理的な反応ですからまったく心配はありません。

●メリット② 心を癒す効果もある

「もう年だからねえ。老化でこわれた関節は、治ることはないんだよ」

「痛いのはこの立派な身体のせい（笑）。まずはダイエットしなければね」

整形外科に受診して医師から心ない言葉をかけられ、不安感や絶望感を深く心に刻んでいる患者さんが少なくありません。その医師によるストレスによって、痛みはよけいにガンコなものとなっています。まさに「医原病」です。

このような言葉は、医師が人を見ずに、自分が勉強した疾患しか診ていないことを証明しているようなものです。そんな医師ばかりではないと思いますが、医師の言葉に傷ついて悩んでいる人はみなさんの想像以上に多いのです。

私の療法は誰にでもできると言いましたが、患者さんを心から良くしたいと考えていない医師にはできないかもしれません。そこに「治してあげたい」という愛の気持ちがなければ、施術はうまくいかないと思います。

「つるた療法」は、患者さんの心をも癒します。後述するように、特別にストレスを取る施術方法もありますが、腸腰筋への施術だけでも患者さんは施術者の「治ってほしい」という気持ちを身体で受け止め、それがストレスを解消してくれるはずです。

身体に優しく、また心にも優しい施術法であることも大きなメリットです。

●メリット③ お年寄りも病人も妊婦さんも受けられる

整体やマッサージなどの施術は、いずれも危険はほとんどありません。しかし、寝たきりの高齢者や妊婦さんなど、患者さんによっては困難な場合もあります。

その点、優しく手を当てるだけですから、老若男女、どのような状態の方でも施術することが可能です。この方はできない、という患者さんはおそらくいないのではないかと思います。

また、ご家族を介護されている方が「覚えたい」とセミナーに来られるケースも多く、私もお勧めしています。

●メリット④ 結果がすぐに現れる

「腰痛」「股関節痛」などの慢性痛は、もう金輪際治らないのではないかというほどガンコで、何をやっても消えないものです。そのためか、自分の痛みをなかばあきらめてしまっている患者さんが少なくありません。

整形外科で「治らない」と言われるのですから、そんな気持ちになってしまうのも仕方ありませんが、「自分は治らない」と思っていると不思議なことに痛みというのはよけい取れにくくなってしまうものです。痛みには、その人の心が強く関係しています。

しかし、慢性痛は治らないというのは、まったくのウソです。

「痛みを取る」というのは、実はさほど難しいことではありません。痛みの原因を的確に見立て、それに対して適切な対処をすれば、痛みは消えていくのが当たり前です。それが人間の身体で、そのようにできているからです。治らないのは、その回復するための機能が働いていないだけです。

「つるた療法」は、本来の自然治癒力を復活させる手段として有効で、治らないと診断された長年の「腰痛」や「股関節痛」なども、数回の施術で消えることがほとんどです。急性の捻挫などは、1回の治療で痛みが取れます。この即効性もまた、大きなメリットと言えるでしょう。

●メリット⑤ 身体の深部の「腸腰筋」への施術が可能

これまでくり返し述べているように、血液循環が滞っていることは痛みの原因であり、また回復を妨害している要因でもあります。したがって施術の目的は、「血液循環を良くすること」です。

マッサージというのは、筋肉内の組織にとどまっているリンパ液や静脈内で停滞している血液を心臓のほうへ送るために、筋肉などの組織に直接、物理的な刺激を与える施術です。使い切ったハミガキチューブから、さらにもう1回分だけ指先で出そうとしているようなものです。

このような施術は効果的ですが、頼りは手の力です。したがって、皮膚を通して伝えられるような、皮膚から近い部分の骨格筋にしか施術することができません。ほとんどの骨格筋は皮膚に近い部分にあり、手で触れることができますから、それで問題ないのです。ところが「腸腰筋」というのは、背骨の真ん中あたりからスタートして骨盤の底を通って大腿骨上部に付着している筋肉です。

これだけ身体の深部にある大きな筋肉は、この腸腰筋だけです。だから意識できないために、ほかの病気に間違えられやすく、また回復させるのも困難なのです。お腹の中に手を入れてマッサージするわけにはいきません。

その点、「つるた療法」は揉んだり押したりという手の力で循環をうながすわけではありません。「意識して手を当てる」ことによって、自然にその部分の循環が良くなるのです。このあたりは医学的な説明が難しいのですが、施術者の意識や集中力も深く関わっていることは私の経験からもよくわかります。揉んだり押したりではない、何らかの「力」が手のひらから患者さんの患部に伝わっていることは間違いないと思います。

マイクロ波などを使った電気治療でも身体の深部の治療が可能、ということは聞いたことがあります。しかし、悪いところにピンポイントで照射できなければ効果は期待できません。それは簡単ではないのではないかと思います。

「つるた療法」では、施術者の意識がそのガイド役を務めるため、ほぼ狙いに近い効果が得られるのではないかと私は考えています。

●メリット⑥ さまざまな疾患に応用できる

何度も述べているように、血液循環は人間の自然治癒力には欠かせないものです。

老化の早さは人によって異なるもので、中高年になると見た目の年齢や健康度には大きな個人差が現れてきます。さまざまな要因がからんでいると思いますが、「血液循環」の差も大きいのではないかと思います。

病気やケガは患者さんの身体、つまり血液循環が治すのであって、医師や私たち治療家が治すわけではありません。血液循環によって自然に治癒していくことが、本当の健康の姿なのです。

腸腰筋に対して手当て療法を行うと、腸腰筋だけでなく全身の血液循環が良くなり、温泉に入ったように全身が温かくなります。それは患者さんの免疫力を上げたり、ホルモンなどのバランスを調整する力もあるはずです。健康度を上げるきっかけとなるもので、「良い副作用」が得られるのです。

当院には中高年の患者さんが多く、治してほしい痛みのほかにも、さまざまな疾患を抱えておられる場合が少なくありません。施術が終わって痛みが軽くなって喜んでいただけるのはもちろんですが、そのあと何度か通っているうちに、血圧が下がった、月経困難症が軽くなった、片頭痛が出なくなったなど、良い副作用を感じていただける患者さんが少なくありません。腹部の奥深いところで起こっている循環不良は、腰痛や「股関節痛」だけでなく、全身的に悪影響を及ぼしているのかもしれません。

また、後述するように、「つるた療法」はストレスを取る施術としても応用することができます。その効き目もとてもわかりやすく現れます。うつ病の患者さんが、ウソみたいに良くなるケースも珍しいことではありません。

ストレスが原因で起こる精神的・肉体的な病気が、今とても増えています。うつ病やパニック障害など心の病気だけでなく、糖尿病、高血圧、がん、心臓病など、全身的な重大な生活習慣病にもストレスは非常に悪い影響を与えています。

現代人は、どんなに心が強い人でも、ストレスを持っています。その毎日のストレスを、ある程度まで家庭でコントロールできるようになれば、健康度は上がり、病気予防にも貢献できると思います。

「つるた療法」はストレスに対しても応用できる

ここまで再三にわたって述べてきたように、「腰痛」「股関節痛」などの多くは腸腰筋という腰から大腿骨につながる筋肉の調整だけであっけなく消えていきます。

しかし、原因となっている筋肉の不調を回復させても、なかなか思うようにすっきり改善していかない患者さんもいます。回復した筋肉が、すぐにまた緊張してしまうのです。

一つは、すでに手術をしてしまっていて、その後遺症によって回復が妨げられていたり、痛みがある場合です。たとえば人工股関節などの手術は術後の関節の動きを小さくしてしまうので、どうしても筋肉の自由な伸縮を許してくれず、それが筋肉のコンディションを悪化させる原因になります。施術でいったん良くなっても、すっきり回復とはいかないのです。

そしてもう一つ重要なのが「心の問題」です。

今の世の中、ストレスがない人はいないと思います。「ストレスなんかないよ」と言う人も、必ずストレスはあるものです。実際、人間にはストレスは必要で、「ストレスがないと、その状態がストレスになる」とも言われています。

ただし、ストレスが処理できないままたまる一方になってしまうと、常時分泌されるストレスホルモンが自律神経の働きを狂わせ、さまざまな疾患を招く危険が高まることがわかっています。

疾患ばかりではなく、痛みについてもまったく同じことが言えます。

痛みというのは、私たちが思っている以上に「心」と密接につながっているものです。

ボクサーは、顔が切れたり鼻血が出たりして悲惨に見える状態になっても、夢中で闘っている最中は痛みはほとんど感じていません。

一方で、ちょっとした痛みでも、その痛みのことばかり考えていると、痛みはどんどん大きくなっていきます。痛みの原因とはまったく関係ないストレスでも、不安や心配があると、身体の痛みが強くなり、また取りにくくなります。

末期がんの患者さんは痛みが現れることが多いと言われますが、退院して自宅療養になったとたん、痛みがやわらぐ患者さんが少なくないそうです。

痛みというのは私たちの身体が感じるもののように見えますが、実は私たちの「心」が感じているものなのです。そういうことが科学的にわかってきています。

ですから、痛みを訴えて来院する患者さんに対して「年だから仕方がない」とか「太りすぎだよ」と医師が言うのは、自分たちが何もできないことの裏返しにすぎないのであって、まったく科学的ではありません。心理学とか精神科は専門外だよ、というのは言い訳にはなりません。

当院でも、施術によって問題となっていた筋肉群の緊張がほぐれたにもかかわらず、依然として痛みが残っている患者さんはよくいます。それはたいてい、ストレス（精神的な負担）が原因で痛みが取れないのです。そもそも、ストレスが原因で「腰痛」や「股関節痛」を起こしている患者さんさえ、少なくありません。

私は、手当て療法を始める前から、このことには気づいていました。身体の調整だけでは不十分なのです。そこから自然に、手当て療法を「ストレスを取る施術」として応用するようになっていきました。理屈はまだ十分にはわかりませんが、結果は非常に有効で、現在では「つるた療法」の重要な施術の一つとなっています。

症例

手術後、ひきこもりになっていたが復活した！

まずは患者さんの症例を紹介することにしましょう。

Oさん（79歳・女性）は、当院が行っているセミナーに通っていたCさん（50代の薬剤師・女性）のお母さんです。Cさんが「母がひきこもりのようになってしまったので、先生に診てほしい」とOさんを当院に連れてきたのです。

Oさんは73歳のときに人工股関節の手術を受けていて、それから少しずつおかしくなっていったそうです。

手術を受ける前のOさんは、社交ダンス、卓球、テニスなどをこなす「元気ばあちゃん」

として近所でも有名でした。特に、社交ダンスは地域の大会に出場するほどの達人だったそうです。

ところが、73歳のときに急に「股関節痛」が始まりました。歩けないほどの激痛で、病院へ行ったところ、医師はこう言いました。

「子どものころの脱臼が原因で、股関節の変性が進んでいます。変形性股関節症です」

よく赤ちゃんのころの脱臼が原因で変形性股関節症が起こっていると説明されますが、私には疑問です。赤ちゃんのころから大人になるまでに、股関節もしっかりと成長して問題なく動くようになっていたからです。赤ちゃんのころの脱臼が悪いなら、もっと以前にも何らかのトラブルが起こるのが普通ではないでしょうか。

しかしOさんもまたそのような説明で人工股関節に換える手術を勧められ、医師に言われるままに、手術を受けたのでした。

手術後は当然、杖をつかなければ歩けません。大変なリハビリが求められ、頑張ったものの、歩けるようになるのが精一杯でした。Oさんは、社交ダンスも卓球もテニスも、もうできなくなってしまいました。

やがてOさんは、自宅から一歩も外に出なくなりました。出かけるのはスーパーへの買い物だけ、それもタクシーでの往復です。娘のCさんは、「それまで『元気ばあちゃん』で鳴らしてきた母だけに、杖をついてやっと歩く姿を近所の人に見られたくなかったのでしょう」と言っていました。

そのような生活を5年以上も続けた結果、最近のOさんは、うつ病のようになっていたそうです。それで、「つるた療法」を学んでいたCさんが心配して、私なら何とかできるのではないかと連れてきたのです。

来院したOさんは、杖をついてとぼとぼと入ってきました。表情はなく、声にも張りがありません。とても「元気ばあちゃん」には見えません。

初回は全身の調整を行いました。やはり腸腰筋のトラブルで、手術などまったく必要なかったのだと思いました。また、何年もひきこもっていたせいか、下半身の筋肉はかなり衰えていました。

施術を受けたあとのOさんは「身体が軽くなった」と喜んではいましたが、覚束ない足どりは来たときと変わりません。帰りは、当院の前までタクシーを呼び、自宅まで帰りました。

私は、手術後の後遺症による精神的なダメージが大きいと感じていたので、施術に慣れた2回目には、手当て療法を応用した「ストレスコントロール」(後述)を行いました。

すると、やはりうつ病の人に特有の反応が出ました。

「ストレスコントロール」をじっくりやっていくと、多少顔色が良くなった気がしました。

そして帰るときには、少し表情が明るくなっていました。効果があがったということは、やはり精神的な問題があるということを示しています。

私は確信して、何度か「ストレスコントロール」の施術をくり返しました。Oさんはどんどん元気になり、表情が豊かになりました。大きな声で笑うこともありました。「元気ばあちゃん」の本領を取り戻してきたのです。

そして初診から1か月ほどたったとき、こう言ったのです。

「今日は歩けそうだから、タクシーは呼びません。バス停はどこですか?」

念のために杖はついていますが、足どりはしっかりして、一人でしっかりと歩いて帰っていかれたのです。それから心の調子はどんどん良くなって明るくなり、いろいろなところに出かけるほどになりました。

「ストレスコントロール」の実際

Oさんのように、手術が直接・間接に影響して、精神的にも肉体的にも悪い状況になっている患者さんに対して、整形外科は何もしてくれません。「手術後だからしょうがない」「もう年だから」「元気を出して」というような言葉で終わりです。

受診するとしたら心療内科や精神科になるのでしょうが、これも受診したところで解決にならないことは容易に想像がつきます。「うつ病」と病名をつけられて、安易に抗うつ剤を出され、副作用に対して薬が積み重ねられて、結局は心身をボロボロにされてしまうという結末も考えられます。

手術しなければどうだったのか、という反省はいっさいありません。患者さん自身のことは二の次、三の次なのです。

私たち治療家はもともと「患者さんの満足」だけを目的に仕事を続けていますから、ストレスで痛みが取れないなら、そのストレスを何とか解消できないものかと考え、施術の応用なども考えます。そんな発想から手当て療法をストレスのある患者さんに応用してみると明らかに効果があがったので、「ストレスコントロール」として行うようになったわけです。ただし、この施術は、人間の心の問題ですので難しい部分があります。きちんと勉強してからでなければなりません。

以下、簡単にストレスコントロールの方法を紹介します。

「ストレスコントロール」は、患者さんにリラックスして仰向けに寝てもらい、両目を閉じてもらいます。そして、患者さんの両目を覆うように手のひらを当て、そこに見える（感じられる）色を聞きます。暗くなっているので黒く見えるのが普通なのですが、ストレスやトラウマ（過去の心の傷など）があるとほかの色が見えることがあります。

次に、手を放し、今度は頭蓋骨の縫合関節を意識して、患者さんのこめかみに軽く手のひらを当てます。

頭蓋骨は球形の骨のように見えますが、実は23個もの骨が集まったものです。継ぎ目は細かい結合組織でつながれていて、ほかの関節と同じように動きます。もちろん、ごく小さな動きです。その継ぎ目に手のひらを当てるのです。

こめかみに手を当てたまま、再び見える（感じられる）色を聞いていきます。患者さんは目をつぶったままです。そのとき患者さんが答える色によって、患者さんのストレスの種類や度合いを判別し、それを意図的にコントロールしていきます。そして施術後には患者さんにこちらの評価を伝え、それが痛みの原因でもあることを説明していきます。

ストレスは自分で理解できていれば、ある程度コントロールができます。しかし、身体にトラブルを起こすほどのストレスというのは、たいてい自分では気づいていません。ですからドロ沼から出られないのです。「ストレスコントロール」の施術でわかったことを、しっかりと患者さんに伝えてあげると、患者さんは自己を客観的に見られるようになるのか、本来の自分を取り戻していきます。

患者さんに見える色をどのように判断し、コントロールしていくかについては、簡単には説明できません。基本的な考え方は、以下の通りです。

▼赤（オレンジ色）……認識できているストレスがある状態。ストレス要因が自分でもわかっている。目が血走って、イライラしているイメージ。これは、施術によって比較的す

ぐに取れる。

▼黒（グレー）……認識できていない、あるいは強いストレスを、ずっと抱え込んでいる状態。「お先、真っ暗」のイメージで、自分では解決できない、解決方法がわからない。腸腰筋の疲労などが重なると、強い腰痛や「股関節痛」につながり、慢性化してしまう。

▼白（クリーム色）……非常に強いストレスがあって、脳が考えることをやめてしまっている状態。「頭が真っ白」の感覚で、いろいろな生理的な活動も停滞してしまっている。うつ病などの心理的・精神的な疾患と診断されていることが多い。

▼黄色……これは、分岐点の色。施術中に改善していくときに、色が変化していく際に出てくる。

▼紫……過去の出来事がトラウマになっている状態。比較的最近の出来事が、現在もずっと心に残って自分をおびやかしている。本人が気づいていることが多い。

▼緑（青）……緑も過去の出来事がトラウマになっている状態。中学生くらいまでに受けた、かなり昔の出来事が原因。昔の記憶が身体に刻み込まれてしまって、それが行動や身体症状に現れているが、それが何なのか、本人は気づいていないことが多い。

▼ストレスが抜けたとき……光がさしこんだように、パーッと明るくなる。

自律神経の働きのバランスを保つことが大事

ストレスが身体に悪いことをしたり、痛みを起こしたりするのは、ストレスホルモンによって自律神経のバランスが悪くなるからです。

自律神経というのは、食べたものの消化とか、血圧の調整というように、私たちが意識してコントロールしているわけではない身体の働きを司る神経です。仕事や勉強、スポーツに集中して取り組んでいるとき（活動しているとき）に働く「交感神経」と、のんびりリラックスして食べたものを消化したりするときに働いている「副交感神経」の二種類の神経があって、それがオンとオフのスイッチのように交互にバランス良く働くことで、私たちの心身の健康は保たれています。

ストレスは「危機を感じているとき」ですから、それを感じたときに副腎から分泌されるストレスホルモンは、交感神経を興奮させ、私たちの心身を臨戦態勢に置こうとします。

仕事も勉強やスポーツもストレスの一つで、昼間は頑張ってそれに取り組んでいるわけですから、交感神経の活動が不可欠です。それでも、夜になれば昼間の「やるべきこと」、つまりストレスから解放され、自宅でのんびりお酒を飲んだり食事をしたりしてリラックスすることになります。そういうときには交感神経は休み、逆に副交感神経が働いています。そして、やがて安らかな睡眠に入ります。

そのようにオンとオフの生活がバランス良くできていれば、ストレスはむしろ人間にとって欠かせない大切な刺激になります。しかし、ストレスからいったん解放されるべき夜になっても、そのストレス状態が続いていたりすると、交感神経ばかり興奮して心身がリラックスできません。空腹でも食欲がなかったり、血圧が上がったり、肩こりや頭痛がしたり、夜眠れなかったりと、さまざまな症状が現れてくるわけです。

このように、自律神経のバランスは現代人の健康にとって非常に重要なことです。結局、自律神経が正常にバランス良く働いている状態を保つことができれば、私たちは健康でいられるのです。私はそう考えています。

現在の社会でストレスから完全に逃れることは不可能ですし、誰もがストレスを抱えて

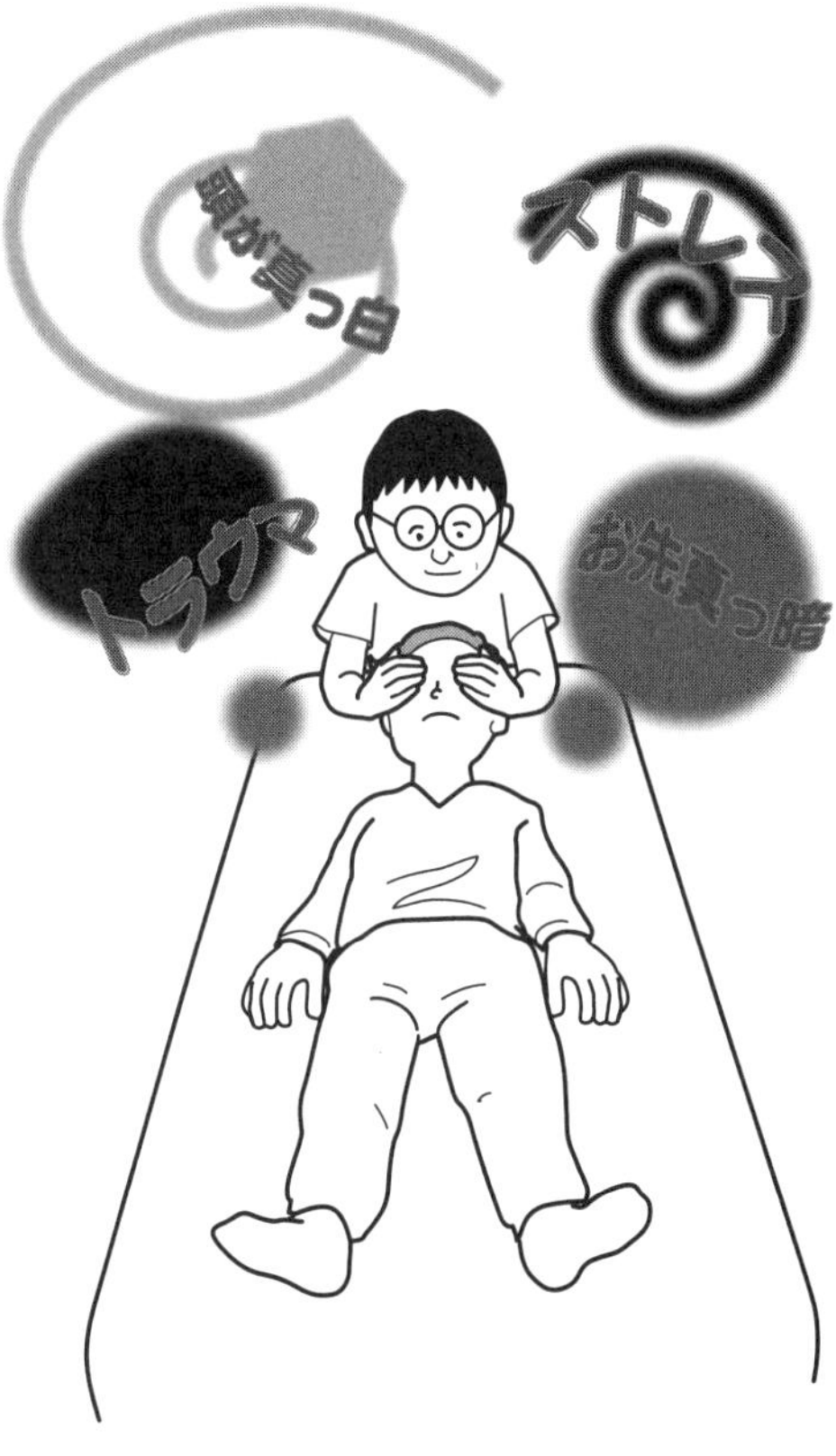
頭が真っ白
ストレス
トラウマ
お先真っ暗

いるのが当たり前です。そのストレスを味方にするためには、自律神経のバランスを整えるようなことを生活に取り入れることが必要です。それは、たとえば「心から好きなことを楽しむ時間を持つ」だけでも得られることでしょう。

私が行っているストレスコントロールは、うつ病の患者さんも薬を完全にやめられるようになるなどの成果をあげています。

それはおそらく、脳の血液循環が良くなり、脳内物質のバランスが良くなり、自律神経が正常に働くようになるからではないかと思います。

薬を飲む前に、やるべきことがある

複雑な現代社会では、自律神経の調子をおかしくするという人も多くなりました。

そんなときに精神科や心療内科へ行くと、簡単なテストが行われます。そして、落ち込んでいる人なら誰でもそう答えるような「うつ病」の基準にしたがって診断が確定され、いとも簡単に抗うつ剤、睡眠剤、精神安定剤などが出されます。

本当のうつ病ではなくて、たまたま抑うつ状態にある人も、「うつ病ですね」と薬を出されてしまうので、受診したときには本当の患者さんではなかった人も、やがて「本当の患者さん」になってしまいます。抗うつ剤を飲んで、その副作用でうつ病になっていくのです。

恐ろしいことですが、当院に来院する患者さんを見ているだけでも、そういう人は決して少なくありません。

今、本当にたくさんの日本人が飲む必要のない薬を大量に飲んでいて、その副作用で病人にされているのではないかと、私は思っています。

特に精神科の薬は危険です。受診するのはよいと思いますが、安易な投薬が行われたときはほかの医師にセカンドオピニオンを求め、本当に飲むべきかどうかを自身で真剣に考えなければならないと思います。

薬を出す前に、やること、できることは、たくさんあるはずです。国民の心身の健康を本気で考えるなら、医師はそういうことをもっと知らしめなければならないと思います。

ストレスを感じたら、「自律療法」を試してみよう

うつ病の治療に、薬以外の方法がないわけではありません。行動療法などの心理療法の効果は、世界的に認められています。しかし薬天国の日本では、精神科の医師はほとんど心理療法など行わず、驚くほど安易に薬を出し続けているのです。

当院にも、10種類以上の薬を飲んでいる患者さんがやって来ることがあります。患者さんによっては、私から「薬を飲んでいる限り治らないと思う」ということを伝えます。

頑張ってやめられた人の多くは、心身のコンディションが確実に改善していきます（ただし、抗うつ剤などの精神科の薬には急にやめると大きな副作用が起こるものもあるため、少しずつ減らさなければならないこともあり、注意が必要です）。

私は「ストレスコントロール」を行う患者さんに対して、自宅でもできるような自律神経のトレーニングを勧めています。これは1932年にドイツのシュルツ博士という精神科の先生が体系化した「自律訓練法」という方法です。日本でも1950年代から知られ

◆自律療法◆　自律訓練法　自己催眠　交感神経緩和

A1　両手足が“重たい”

深呼吸３回

『気持ちが落ち着いている』	×３
『右腕が**重たい**』（←利き腕から）	×３
『気持ちが落ち着いている』	×３
『左腕が**重たい**』	×３
『気持ちが落ち着いている』	×３
『両腕が**重たい**』	×３
『気持ちが落ち着いている』	×３
『両足が**重たい**』	×３

→10 秒くらい重さを感じる。

B（解除）

深呼吸１回

両手を強く握る・開く	×２～３
両肘を曲げる・伸ばす	×２～３

背伸び１回

目を開ける

※　就寝前はＡのみ。解除せずリラックスしたまま睡眠に入って大丈夫です。
就寝前以外は、必ずＡのあとにＢ（解除）を行ってください。
解除してもだるさが取れない場合は、再度Ｂを行ってください。

ている、有名な方法です。

簡単に言えば、興奮した交感神経をしずめ、副交感神経を働かせてリラックスさせるための「自己催眠」です。

ストレスというのは一種の思い込みであって、それによって身体が悪い反応を起こしているのです。だから、その思い込みを逆によい方に向けて、「自分はリラックスしている」ということを信じさせれば、本当にリラックスして自律神経のバランスが改善し、心身のコンディションも向上していきます。それが自律訓練の目的です。

薬漬けにされてしまった患者さんはこれで簡単に治るわけではないかもしれませんが、当院でストレスコントロールを受けたあと、自分の生活に戻ってもこのようなトレーニングを日課にしていると、次第に改善されていくものです。

前ページに、患者さんに伝えている自律訓練法のやり方を掲げておきます。ストレスを意識していない人でも、どうも体調が悪い、よく眠れない、痛みがなかなか取れない、気分がすぐれないというときに、試してみるとよいと思います。

第5章

「ムチ打ち」と胸棘間筋の深い関係

なかなか改善しないのは、過去の「ムチ打ち」が原因？

前章までは、腸腰筋の疲労が腰痛や股関節痛などの「根本的な原因」になっていることを、症例をまじえながら説明してきました。つまり、痛みの正体は、腰椎や股関節にあるのではなく、腸腰筋という深層筋にあったのです。

実際のところ、「つるた療法」を施すことによって、すぐに良くなっていく人がほとんどで、本当にあっけないほどです。

しかし、なかには簡単に治らない深刻な患者さんがいるのも事実です。体のいろいろなところが痛いだけでなく、それが原因で精神的な障害も出てきて、体も心もボロボロになっている人たちです。こういう患者さんたちは、腸腰筋への施術だけではなかなか良くなりません。

今、そのような難しい人たちが、どんどん増えてきています。

それはなぜなのか？　何か腸腰筋以外の要素が関係しているのか？　それを考えている

とき、過去の施術経験から、思い当たることがありました。

私は、なかなか治らない患者さんに、「ムチ打ちみたいなことをやった記憶はないですか？」と聞いてみました。多くの人は、初めは「やってない」と答えますが、「転んだりなんかしたことはありませんか？」と聞くと、「そういえば……」と思い当たる人が多いのです。駅で滑って転んだとか、あるいは、首を前後に強く振ったとか、そういう過去の出来事があります。それで確信しました。「ムチ打ちが隠れた原因になっている」と。

「ムチ打ち（症）」というと、普通は交通事故やスポーツ障害などが原因の障害を思い浮かべるでしょう。それら、医療機関で診断される一般的なムチ打ち症（頸椎捻挫）は、本人にも原因がはっきりわかっており、いわば急性のものです。頸椎の損傷や、首のあたりの筋肉の硬化や筋力の低下があり、自律神経のバランスも崩れますが、病院などで治療してもらえますので、「もう治った」と忘れてしまう人も多いでしょう（しかし将来、重い症状が出てきて、それが慢性化する場合もあります）。

本章で私が使う「ムチ打ち」という表現には、そのような医療機関での診断以外の、もっと広い意味があります。たとえば、「首の上下動」「転倒」「しりもち」など、日常生活での、ちょっとした動作や事故による障害なども、広い意味で「ムチ打ち」と言えると私は考えています。これらは慢性的なムチ打ちと言っていいでしょう（以後、「ムチ打ち」という言葉は、この意味で使います）。

そして問題なのは、いま述べた急性、慢性のムチ打ちを問わず、それらの経験が原因（遠因）となって、長い間に筋肉に疲労が蓄積して虚血し、交感神経が緊張し、ある時期（ときには20〜30年後に）、深刻な痛みや「こわばり」などの症状が、体の各部位に現れてくるケースがあることです。それらは治りにくく厄介な症状を伴います。しかも、放っておけば、もっと悪化してしまいます。実際、リウマチやパーキンソン病を引き起こすこともあるほどなのです。

「昔から調子が悪い。それが数十年くらい続いている」「雨が降るようになると何となく痛くなったりする」と訴える人もいます。原因不明の頭痛や吐き気、めまいが続いたりする人も珍しくありません。そういう人の多くはムチ打ち経験者と言っていいと思います。あるいは、腰痛で来られた患者さんが、「腰だけではなくて、足も痛い」と訴えた場合、よく調べてみるとムチ打ちだったというケースもあります。特に、痛みや不調が片方に出

当院での患者さん100人の初診調査（2024年4月）

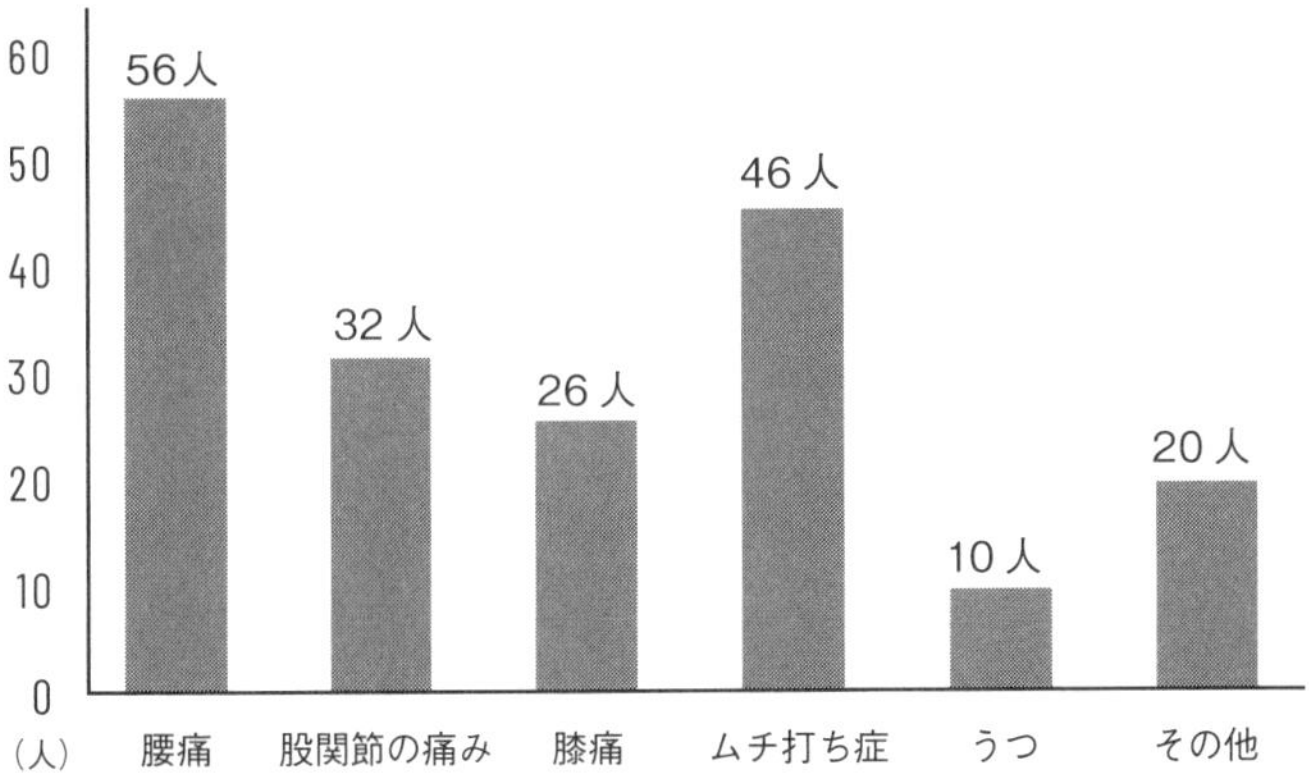

ムチ打ち関連疾患

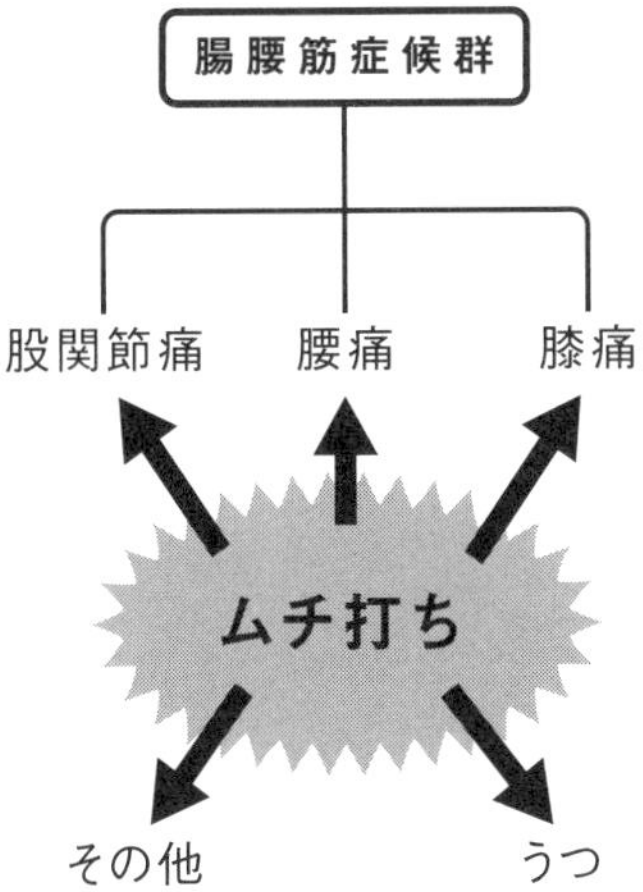

ている場合は、もうほとんどがムチ打ちだと私は考えています。

ほかにも、精神的な障害で来院して、診たらムチ打ちだったという人もたくさんいます。私から「ムチ打ちが原因ですね」と意外なことを言われて、ほとんどの人がびっくりされます。しかし、私の感覚的な要素もありますが、これまでの施術経験から手応えは十分つかんでおり、ムチ打ちが関係しているのは間違いないと確信しています（「ムチ打ち症候群」と名づけたいほどです）。

では、過去に経験したムチ打ちが、なぜ後になって深刻な症状として出てくるのでしょうか。

「棘間筋」という筋肉が関係している

私は、根本的な原因として、「胸棘間筋《きょうきょくかんきん》」という筋肉の損傷と、その後の障害が関係しているのではないかと考えています。この筋肉については、私は以前から着目し、前著でも触れたことがあります（『腰・膝・股関節の痛みは、「手術なし」で消える！』参照）。

しかし、当時の私は、この筋肉が損傷を受けるのは、交通事故やスポーツ障害などの通常のムチ打ちに限られると考えており、広い意味でのムチ打ちによっても胸棘間筋がダメージを受けるということには気づいていませんでした（あるいは深く考えが及んでいませんでした）。

ちなみに、これを発見したのは、交通事故でムチ打ちになった50代の男性患者を診たときのことです。「首や頭が痛い」ということで、3回ほど施術したところ、首は柔らかくなって「もう終わり」だと考えていました。ところが、「また痛い」と来院されたのです。

施術の際、私が何とはなしに首の後ろに手を入れたところ、「痛い痛い」と訴えます。あとになって、棘間筋という筋肉があることがわかったのですが、結局その痛い箇所を手当てすると治ってしまったのです。

「棘間筋」は、目立たない小さな筋肉です。しかし背骨の安定に貢献しています。首、背中、腰の上下の椎骨と椎骨をつなぐ深層筋で、頸棘間筋、胸棘間筋、腰棘間筋の三つに分けられます。私が特に問題にしているのは、背中にあって胸椎に付着している「胸棘間筋」です（次ページのイラスト参照）。

ムチ打ちの症状に有効な**「胸棘間筋」**も、インナーマッスルの一つ

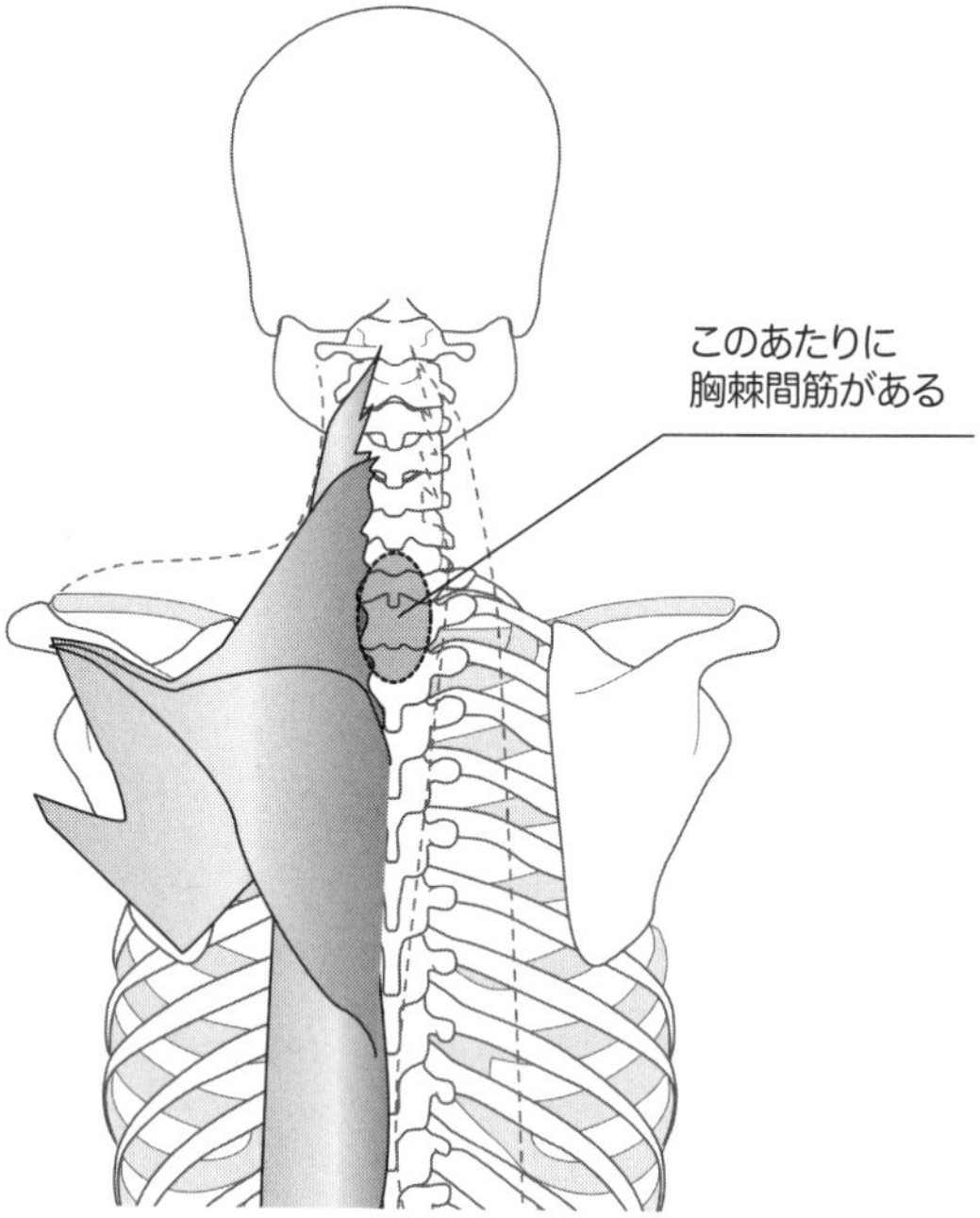

この小さな筋肉内には静脈、動脈が入っており、知覚神経や交感神経も通っています。ムチ打ちによって胸棘間筋が損傷し、その後の障害を放置していた場合、交感神経（星状神経につながっている）がじわじわとバランスを崩し、その結果、いつも緊張している状態になってしまうのです。これが身体のさまざまな部位に痛みや不調などの症状をもたらします。

ちなみに、交感神経は多くの場合、片方が緊張してきますが、緊張した側の血管が収縮して血流障害を招き、老廃物などもたまりやすくなってしまいます。それがずっと続くわけですから、いつまでたってもつらい状態が続き、次第に状況が悪化していきます。

成人の側弯症も、ほとんどムチ打ちが原因ではないでしょうか。交感神経が緊張して筋肉がバランスを崩し、脊椎が歪んでくるのです。

以上をまとめてみると、

「過去のムチ打ち的な衝撃が胸棘間筋にダメージを与え、その中を通る交感神経を緊張させ、血管収縮から血流障害となる悪循環を経て、それが後になって、身体各部の痛みや「こわばり」となって出現する」というのが、現時点で私が理解している「ムチ打ち症候群」

のメカニズムです。

不思議な胸棘間筋

ただし、実は疑問に感じていたことがありました。「ちょっとした無理な動きからムチ打ちになってしまう」という経験は誰にでもあるはずです。しかし、後になって重篤な症状が出てくる人、出てこない人がいるのはなぜなのか、ということです。

そこが謎だったのです。ところが、棘間筋について詳しく調べていく過程で、特に胸棘間筋という筋肉がすべての人に存在しているわけではないという不思議な事実を知りました（1年ほど前のことです）。

たとえば、手元にある『分冊解剖学アトラス　運動器　第6版』（文光堂）という解剖学辞典で棘間筋の項目を調べると、「胸部ではふつうこれを欠く」と書いてあります。また、インターネットの解剖学専門サイトなどで調べてみても、「胸棘間筋は、胸椎では多くの場合、欠如している」という記述が見られます。

盲腸が人によってあったりなかったりというのはよく聞きますし、「小腰筋」という筋肉も、ある人とない人がいます。はっきりした理由はわかりませんが、人間が進化する過程で、自然に消滅していく器官や筋肉が出てくるのでしょうか？　不思議なことですが、胸棘間筋も存在しない人がいるようです。であれば、そういう人が、後になってムチ打ちの症状に苦しむことはないでしょう。私が追求しているムチ打ちの症状は、胸棘間筋が存在している人に起こってくるのです。

ムチ打ちと胸棘間筋……「つるた療法」で改善していく

ムチ打ちが原因で体の各部位に痛みを訴える人の胸棘間筋は、触診してみると、痛み、こわばり、熱感が感じられます。胸棘間筋内の交感神経が緊張し、血流が悪くなって老廃物もたまっているからです。そして、先ほども述べたように、交感神経は左右両方にあるうちの片方に影響が出ることが多く、左右どちらかの痛みを訴える人が多いのです。片方が良くなったら、反対側にも症状が出る人がいます。それもまた厄介です。原因はムチ打ちですから、胸棘間筋への治療なしに、症状を改善させることは難しいでしょう。なかには重症化してしまう人もいます。治すのは大変です。ですから、私のところに来る多くの人は難病を抱えているのです。

患者さんが訴える「痛み」には2種類あると私は考えています。ケガの痛みと、損傷後の障害による痛みです。厄介なのは、もちろん後者です。

障害が原因となって炎症が出ますが、炎症とは要するに治癒反応です。「痛み」と「炎症」、これらは実は同じものです。体の治癒反応なのです。

考えてみれば、老化という現象も、老廃物が少しずつ積もっていくという、一種の「障害」です。慢性炎症というのは、その障害からいくらかでも脱しようとする細胞の働きと言えるでしょう。であるならば、その働きを強くサポートする治療が必要となります。

今回私が考案した胸棘間筋へのアプローチを含め、「つるた療法」は、そのような慢性炎症を引き起こしている障害（老廃物）をきれいに流して緊張をほぐしていきます。そして、自律神経を整えることによって血管細胞を蘇らせ、血流を改善させるのです。そうすることにより、免疫力も向上していくのは言うまでもありません。

現時点での、いくつかの症例

「ムチ打ち症候群」に対する治療の経過報告として、症例を紹介していきましょう。

まずは、合気道をしている中2の生徒さんのケース。この子には、精神的なストレスからの自殺願望があって、医療機関で「うつ病」「リウマチ」という診断を受けていたようです。うつ伏せになってもらって調べたところ、うつ病ではなく、ムチ打ちが本当の原因であることがわかりました。そこで、胸棘間筋に対して施術したところ、ムチ打ちもうつ病も一回で良くなりました。

この子の場合、病院の薬は飲んでいませんでした。それがよかったのです。

次に20歳の若いお母さんのケース。あるとき、ギックリ腰をやって歩けなくなってしまい、なかなか良くならないので、旦那さんに伴われて来院しました。

はじめは腸腰筋にアプローチして、「もうこれで大丈夫」と思って「足を上げてくださ い」と言ったところ、意外にも「痛い痛い」と訴えます。「これはストレスから来てるかな？」と判断して、ストレスコントロールを試みたところ、改善しました。ところが今度は、座ることはできても、「痛くて立てない」と言うのです。「これはもう、ムチ打ちしかない」ということで、座った状態のまま後ろから胸棘間筋への施術を行いました。これで一件落着です。何事もなかったような顔をして帰っていかれたのが印象的でした。

次は、「股関節痛」がきっかけとなったケースです。

ある国会議員の方から、「秘書（40代後半の男性）が股関節痛で苦しんでいるので診てほしい」と電話の予約が入りました。来院されたので診てみると、左の腰から臀部、大腿筋、足の先まで、しびれと痛みが出るとのこと。

整形外科では、例によって「変形性股関節症」との診断だったそうです。触診の結果わかったのは、大腰筋の「こわばり」と、腸骨筋に少し硬化がある程度でした。つまりは、腸腰筋の疲労による痛みとしびれだったのです。言うまでもなく、股関節とは無関係です。

大腰筋の症状は軽く、施術であっけなく消えました。また、腸骨筋の硬化も比較的早くゆるみ、左の臀部からの痛み、しびれも消えました。

施術中の会話からわかったのは、股関節痛のほかに首から肩にかけて痛みが出ることがあり、また頭痛もときどきあるとのことでした。そして、症状のすべては左側に出るとのこと。過去のムチ打ち体験が強く疑われたので、ただちに胸棘間筋を触診したところ、痛みと熱感があり、しかも強く出ました。そこで、「ムチ打ち症候群」で間違いないと判断しました。

施術をしている間も強い熱感、次いで痛みが出ていましたが、次第に血流も改善していき、首と肩にあったこわばりと痛みも消えました。

こうして、一回の治療ですべての症状は改善しました。急性の胸棘間筋の損傷が原因でしたので、「過去にムチ打ちをやっているようですね。何か思い当たることはありませんか」と尋ねると、少し考えて、「そういえば、遊園地で娘とジェットコースターに乗った際、それっぽいことがあったかもしれない」ということでした。まさしくそれが本当の原因だったわけです。

次に病院の看護師さん（35歳・女性）のケースです。職場の人たちと温泉旅行へ行った際、温泉に浸かりすぎてのぼせてしまったのか、脱衣場の棚に顎をぶつけて転倒したそうです。まさにムチ打ちです。病院での治療は、主に薬物療法だったとのこと。それを続けていくうちに、ムチ打ちだけだったものがリウマチになってしまいました。不運なことに、その状態がさらに進んで、線維筋痛症という難病扱いになってしまいました。仕方なく難病専門の病院に移り、そこの看護師さんから私のところを紹介されたそうです（その看護師さんは私のセミナーを受けた方でした）。

よく話を聞いたところ、難病ということで10種類以上の薬を飲んでいました。ただ、この人は、薬をやめる勇気がありました。結果的には、胸棘間筋への施術を週一回のペースで行ったことで、半年で良くなりましたが（それでも半年かかったわけです）、この人の場合も、一種の薬害があったと思います。病院で出されていたのは、おそらく筋弛緩剤だったのではないでしょうか。しかも、なかなか治らないのでうつ病になり、一時は自殺も考えていたそうです。うつ病の薬ももらっていたと思います。

自律神経のバランスが崩れることから、精神障害も起こってきます。実はそれが身体の不調を引き起こしているのです。ムチ打ち症状が出ている人の多くにストレスが見られるのは、そのためです。「つるた療法」は、体温を上げて、自律神経と免疫のバランスを整えます。それが最良の薬なのです。

特にムチ打ちがからんでいる場合は、手遅れにならないうちに本当の原因を突き止め、できるだけ早い段階で対処する必要があります。

今の私の感覚からすると、難しい症例には、ほとんど全部、胸棘間筋のトラブルが関係していると言っても過言ではありません。

以降では、比較的重篤な症例を紹介します。

症例

パーキンソン病の70歳代男性

北関東から来ている70歳代の男性は、本当に気の毒としか言いようがありません。2か月くらい前から来院されていますが、右膝と左の股関節に痛みが出てきて、それから全身の筋肉の硬化が始まっていると訴えました。

入ってきたときに、もう完全に体が傾いていて、やっと歩いているような状態でした。せめてそれを治してほしいということでしたが、ほかに頭痛、めまいなどの症状もありました。

いろいろと話を聞いていくうちに、膝と股関節の痛みは10年以上前からのことで、やはり10年以上前から右目の視野欠損があります。その他にも両耳の難聴、さらには、2年前から手の麻痺で鉛筆も使えないそうです。

「股関節の手術をしなきゃダメ」と医師に言われ、「名医」と言われる、股関節の専門の病院に行ったらしいのですが、その先生も治療に後ろ向きで、積極的になってくれなかったそうです。「治るかどうかわからない」とも言われたとのこと。おそらく、それだけひどい状態だったのでしょう。それで私のところに来たのです。

それから、この方にはパーキンソン病の症状が出ていました。全身がしびれ、両手両足が利かなくなってきていたのです。もちろん歩行困難です。ただし、パーキンソン病の診断を病院で受けたのは最近ということでした。

もちろん、これだけの症状が出ているわけですから、うつ病にもなっていました。しかし、30年間、有効な治療を受けたことはありませんでした。つまり、40歳ぐらいのときから、もうほとんど何もしていない状態だったのです。

ここまで悪いと、私としては当然ムチ打ちを疑います。本当の原因を探っていくうちに、

50年ほど前の20歳のころ、野球の最中に後頭部に硬球の直撃を受け、20日ぐらい入院した経験があったことがわかりました。しかし当時は、いろいろ検査をしても「問題なし」ということで、そのまま放置していたのです。これは悲劇です。学生の当時から、ムチ打ちの後遺症としての「めまい、頭痛、ふらつき」などがあったようです。

しかし、医師は「頭は大丈夫」と言うばかりです。実は、頭部をやられて胸棘間筋にダメージが及び、血流障害を起こしていたのです。将来悪くなる可能性は高かったと思います。案の定、50年経って、今のような重篤な状態になってしまったのです。

治療したところ、痛みのほうは、来院1回目で40パーセントくらい楽になったと言っていました。しかしまたすぐ再発します。これは私としても困ってしまいます。

今まで4～5回来院されていますが、施術を受けた日はだいぶ良くなって楽になるものの、大きくバランスを崩した体の状態で生活しているわけですから、なかなか良くなっていきません。

徐々にでも状態が良くなるように、今後も治療を継続していきます。

症例

ひどいリウマチに悩む50歳代女性

50歳代の女性が「ひどいリウマチ」を訴えて来院しました。見たところ痩せこけてしまっており、「全身が痛い」とおっしゃいます。足も痛いし、むくんでいます。1回の施術でだいぶ楽になったのですが、この人もムチ打ちの経験がありました。

彼女は高校生から大学生にかけてバスケットボールの選手でした。かなりハイレベルの学校だったようです。レベルが高いというのは、実は危険と隣合わせです。私の説明を聞いて、「いつの間にか、ムチ打ちになっていたんですね」と納得していました。

この方の場合、すぐに何か特別な症状が出ることはなく、ずっと大丈夫だったようですが、やはり40代に入ってから、「ちょっとおかしくなってきた」とのことでした。

初めは膝の下が腫れてきたので、整形外科医に診てもらったところ、リウマチとの診断。「これは難病で治らないし、原因もわからないから、一生付き合っていくしかない」と突き放されてしまったそうです。

薬はもらったようですが、原因がわからないのに、薬なんか飲んでいられないということで、飲まなかったそうです。私のところに来たときは、かなり悪くなっていましたが、施術によって、膝の腫れ、痛みは取れました。血流が良くなったためです。

今は両肘が痛いとのことですが、その痛みは施術をすれば取れます。ただし、新型コロナにかかって自宅療養していたときに「激発」したと言っていました。

近頃では、不自然に痩せていたのもだいぶ回復してきて、もとに戻ってきつつあり、現在は本人も喜んで来院されています。

この人の場合も、まさか昔のバスケットボールの際のムチ打ちが遠因になっていたという自覚はありません。これは一種のスポーツ障害のようなものです。無理が重なり、限界に達したところで症状が出てきたのでしょう。

症例

ずきんずきんする左半身の痛みを抱える60歳代女性

次は、東京から来た60歳代の女性です。腰痛で治療に来たのですが、触診を始める前から、話をしていると専門用語が出てきます。ずきんずきんするような痛みを「とうつう（疼痛）」などと言うのです。「あれっ」と思って、「医療に関係ある仕事をしていますか」と聞くと、「まったく関係ありません」という返事。その後、だんだんわかってきたのですが、その方は、腰痛を治すために地方から東京に引っ越したということでした。病院や治療院を転々とする過程で、いろいろ勉強したり調べたりするうちに医学用語に詳しくなったということでしょう。

この方は、実は35歳のときに、本人の表現では、「1本の筋が通ったように」頭から足の先まで左半身が痛み出したということでした。何か重大な病気が潜んでいそうな怖さを感じます。

昼間は大丈夫なのですが、夜になって就寝しようとすると、左半身にずきんずきんと「疼痛」が出ます。緊張していた交感神経がゆるんで、老廃物が一気に流れ出すためでしょう。

仕事もあまりできなくなって、職場も転々としたということでした。

整形外科の診断は、「ストレートネックが原因」ということでしたが、別段治療らしきことはしなかったそうです。その後は、原因がわからないまま、何軒も治療院通い……。

当院での施術1回目は、腰痛の治療でした。私は2回目の施術で、「これは間違いなくムチ打ちだ」と確信しましたが、とりあえず腰の痛みを楽にしてあげようと思いました。4回目くらいのとき、胸棘間筋にすごい勢いで熱感が出てきました。典型的なムチ打ちの反応です。そこで、過去に思い当たるムチ打ち体験はないかどうか聞いてみました。すると、小学校低学年のとき、マット運動をやって、頭から落ちて気絶した経験があったことがわかりました。一歩間違えば、命に関わるような恐い事故です。

それ以後は、中学生のときなどに腰痛がちょっと出ただけでした。しかしまさか35歳のときから20年以上も、ずっと痛みと付き合う日々になろうとは思わなかったでしょう。

現在はもう問題がなくなって、来院されていません。

症例　うつ病を主訴として来院した二組の親子（母と娘）

次は親子で一緒に当院に来られたケースです。しかも偶然にも、母と娘という組み合わせで、違う県から二組来院されたのです（仮にAさん親子、Bさん親子と呼びます）。

そして、この二組とも、娘さんの悩みの主訴は「うつ」でした。私のところに来る患者さんは、腰、股関節、膝などの痛みの方がほとんどです。そういう方たちに「うつ」が隠されているのはよくあることですが、はじめから「うつを治してほしい」という人は、とても珍しいケースです。口コミで来たということでしたが、心療内科などにもかかっていたそうです。

Aさん親子の娘さんの話を聞いているうちに、やはり交通事故によるムチ打ちを経験していることがわかりました。しかも2回やっているとのこと。20歳のときに一回、そしてそれからずっと何ともなかったが、2年前に再び事故に遭い、その後、うつ症状が出てきたということでした。特に低気圧が近づくと、めまいや頭痛、まぶたが重くなるといった症状が出たり、夜眠れなくなることもあるそうです。

その後は落ち込む日々で、仕事も辞めざるを得なかったそうです。そこで、私のところに来たわけですが、ストレスコントロールとムチ打ちの治療を合わせて施したところ、2回目にはほぼ治りました。

ところが、お母さんの方もうつ病だったことがわかりました。つまり、実は母と娘の両方がうつ病だったわけです。娘の看病疲れから、お母さんもうつ病になってしまったのでしょうか。

ただ、お母さんはムチ打ちではなく、うつ病だけでした。ストレスコントロールと施術の両方をすると、あっけなく治ってしまいました。

Bさん親子の場合は、お母さんが腰痛で、娘さんがうつです。最近も来院されましたが、娘さんの方のうつは2回目でほとんど治りました。お母さんの腰痛はまだ治っていないので今も来院しています。

ただし、この娘さんの場合、まず「トラウマがあるから……」ということで、電話がきたのです。「どういうトラウマですか」と私が聞いたところ、「子どものときからのトラウマです」という返事でした。よくよく話を聞いてみると、実はトラウマではなかったのです。トラウマがあると思い込んでいただけでした。彼女のうつ症状の本当の原因は、やはり車の横転事故によるムチ打ちだったのです。

この方のように、トラウマをうつの原因だとずっと思い込んでいると、薬を飲んだりカウンセリングに行ったりして、かえって悪くしてしまいます。事態を複雑にして、治りにくくしてしまうのです。

トラウマがそのまま病気（うつ病）というわけではありません。「トラウマなんて病気じゃありませんよ」と私は言いました。1回目のストレスコントロールでは、トラウマは一切ありませんでした。

先日来たときは、「トラウマはもうありませんが、寝られない」ということで、まだ多少の症状は残っています。しかし、本人は「ほとんどいいです。施術のあとは体が変わったように感じます」と言って、明るい顔で帰っていきました。

みなさん、当院に来たときは、暗い顔をしています。でも、帰るときは晴れ晴れとした顔になって、もう目がピカピカしています。「目が輝く」とはよく言いますが、症状が良くなると、本当に「目がピカピカしてくる」ことを私は何度も見ています。

以上、この章で述べてきたことは、ここ数年（特にコロナ禍の中で）考えてきたことです。まだまだ研究や臨床の途上で、わからないことや自分なりに納得のいかないこともあります。今後、難しい患者さんにチャレンジしていく過程で、より現実に即した理論を確立し、多くの難治性のケースに対して効果のある方法を編み出していきたいと思っています。そして、将来的には、ムチ打ち症候群への対処法を中心に「つるた療法」の体系を一冊の本にまとめてみたいと考えています。

おわりに

今回の改訂新版を出版するに当たって、自分の旧著を何冊か読み返してみました。特に大きく変更する箇所はなく、以前から私の考えに変化はないことを確認しました。ただし、その後の発見や当時思い違いをしていた箇所が多少ありましたので、そのようなところは現状に合わせて記述を改めました。現実に即して考えを変更するのは、むしろ治療家にとって当然のことです。

治療家にとって、患者さんの状態は、まさに目の前の現実です。悩み苦しんでいる人たちの現実を望ましい方向に変えていかなければなりません。私は自分のこれまで培ってきた経験と理論を武器に、全力で治療に臨みます（時にはユーモアをまじえて、患者さんの気持ちを解きほぐすことも忘れません)。

このように、治療家にとって、毎回の治療は本当に真剣勝負であり、責任を伴うものです。しかし、整形外科の現状はどうでしょうか。

あまり批判めいたことは言いたくないのですが、効果が限定的であることがはっきりしているにもかかわらず、「何事もないかのように通常運転をしている」ような、整形外科の治療のあり方が不誠実に思われてなりません。

また、たとえば「診療ガイドライン」という旧態依然としたマニュアルがありますが、それは本当に患者さん本位に作成されているのでしょうか。現代医療には、治療法を「患者さんに教えてもらう」という謙虚な気持ちが希薄なのではないかと思います。

私は常に患者さんの体に教えてもらっているのですが、本書で新たに紹介した「胸棘間筋」以外にも、まだまだ「治療のカギを握っている筋肉」が隠されているかもしれません。分厚い「人体筋肉図鑑」には、各筋肉の精密な図は載っていますが、「その筋肉がどのような疾患と実は深い関係があるのか」ということは書かれていないのです。それを発見し、メカニズムを解明していくのも、私たち治療家の大事な役割だと思っています。

これまでを振り返って、自分では十分治療の手応えを感じており、方向は間違っていないと確信していますが、何分「つるた療法」には感覚的なところもあり、この微妙な世界を後進にどう正確に伝えていくか、それが今後の課題になっています。

現在の活動として、2007年から始めた「つるた療法普及協会」では、本部がある茅ヶ崎市で定期的にセミナーを開催しています。また、東京、名古屋、京都、大阪、札幌でセミナーを開催し、これまでに約600名の方に「つるた療法」を学んでいただきました。また、全国柔整鍼灸協同組合が主催する東京、名古屋のセミナー会場において、それぞれ2回ずつ登壇しました。

なかにはこの療法を学び、独立して整体院を開業した人もいます。今後もこの療法を広めていくために邁進していきます。

最後になりましたが、いつも一緒に治療に取り組んでいただいている整体院のスタッフ、また、つるた療法普及協会の会員の皆様、そして私のところに来てくださっている患者さんにこの場を借りて感謝申し上げます。

2024年7月

つるた療法普及協会会長　鶴田昇

※本書は2009年に弊社より出版された『腰・膝・股関節の痛みは、「手術なし」で消える！』、2012年に弊社より出版された『「手術なし」で股関節の痛みは治る!』に新たな内容を加えた改訂新版です。

腰痛《ようつう》・股関節《こかんせつ》の痛《いた》みは「手術《しゅじゅつ》なし」で消《き》える!

2024年 10月18日　初版第１刷

著　者――――――――――鶴田《つるた》　昇《のぼる》
発行者――――――――――松島一樹
発行所――――――――――現代書林
〒162-0053　東京都新宿区原町3-61　桂ビル
TEL／代表　03(3205)8384
振替00140-7-42905
http://www.gendaishorin.co.jp/

ブックデザイン＋DTP―――吉崎広明（ベルソグラフィック）
イラスト――――――――――小林たけひろ

印刷・製本：㈱シナノパブリッシングプレス
乱丁・落丁本はお取り替えいたします。
定価はカバーに表示してあります。

ISBN978-4-7745-2003-2 C0047